中华医学健康科普工程

中华医学会男科学分会男性健康系列科普丛书

男性健康管理

总主编 邓春华 商学军

主 编 刘贵华 欧阳斌

U0370192

中华醫学電子音像出版社
CHINESE MEDICAL MULTIMEDIA PRESS

北 京

图书在版编目（CIP）数据

男性健康管理／刘贵华，欧阳斌主编. —北京：中华医学电子音像出版社，2021.7

（中华医学会男科学分会男性健康系列科普丛书／邓春华，商学军主编）

ISBN 978-7-83005-299-7

Ⅰ.①男…　Ⅱ.①刘…②欧…　Ⅲ.①男性-保健-基本知识　Ⅳ.①R161

中国版本图书馆 CIP 数据核字（2021）第 057160 号

男性健康管理
NANXING JIANKANG GUANLI

主　　编	刘贵华　欧阳斌
策划编辑	史仲静
责任编辑	宫宇婷
校　　对	龚利霞
责任印刷	李振坤
出版发行	中华医学电子音像出版社
通信地址	北京市西城区东河沿街 69 号中华医学会 610 室
邮　　编	100052
E-mail	cma-cmc@cma.org.cn
购书热线	010-51322677
经　　销	新华书店
印　　刷	廊坊市祥丰印刷有限公司
开　　本	850mm×1168mm　1/32
印　　张	3.5
字　　数	95 千字
版　　次	2021 年 7 月第 1 版　2021 年 7 月第 1 次印刷
定　　价	36.00 元

版权所有　　侵权必究

购买本社图书，凡有缺、倒、脱页者，本社负责调换

内容提要

　　本书为《中华医学会男科学分会男性健康系列科普丛书》之一，由多位临床经验丰富的男科专家对临床上男性婴幼儿期、学龄前、儿童期、青春期、青年期、壮年期、中年期及老年期各阶段健康管理方面的常见问题进行梳理，选取最具代表性的问题，结合笔者的临床经验，以问答的形式为读者提供科学的解答，编写视角新颖，科学性、权威性、实用性强，适合广大关心男性健康的读者阅读。

编 委 会

总 主 编

邓春华　中山大学附属第一医院

商学军　东部战区总医院

主 　编

刘贵华　中山大学附属第六医院

欧阳斌　广州市第一人民医院

副 主 编

罗道升　东莞市人民医院

齐进春　河北医科大学第二医院

编 　委　(按姓氏笔画排序)

王祖龙　河南中医药大学第一附属医院

刘贵华　中山大学附属第六医院

刘蔚菁　南方医科大学附属何贤纪念医院

齐进春　河北医科大学第二医院

李　焕　佛山市妇幼保健院

杨锐林　广州市番禺中心医院

宋明哲　深圳中山泌尿外科医院

张晓辉　广东省皮肤病医院

陈　鑫　河南省人民医院

陈圣福　中山大学孙逸仙纪念医院

陈波特　广东省第二人民医院

欧阳斌　广州市第一人民医院

易　翔　香港大学深圳医院

罗道升　东莞市人民医院

郑　涛　郑州大学第一附属医院

钟玉城　佛山市妇幼保健院

翁治委　广州中医药大学第一附属医院

葛南海　东莞市厚街医院

薛汝增　广东省皮肤病医院

前　言

　　男性符号"♂"的形象来源于西方神话中战神玛尔斯的武器,表示长矛与盾牌。而汉字"男"为田下力,意为古代男性是出力下地种田的。随着时代的发展,男性的职能已不局限于战争、下地种田等劳力工作,但仍在家庭、社会中扮演重要角色。国际知名情感专家约翰·格雷在《男人来自火星,女人来自金星》一书中道出了男性和女性在语言、情感及思维方式上的差别,这些差别在很大程度上缘于两性解剖、生理的不同。

　　男性的一生,从为人子,到为人夫,再到为人父,在这一系列角色转换中,或将面对男性独有疾病的困扰,或将遇上性功能和生育方面的障碍,以上这些涉及男性健康管理的问题,我们称之为"一辈子的健康'男'题"。

　　男性从呱呱坠地起,家人特别是长辈关注较多的就是发育是否正常。男孩出生后,医生应该给男孩摸摸"大头"和"小头"。摸"大头"是看囟门有没有闭合,摸"小头"是看睾丸在不在阴囊内,就是对男孩生殖发育问题的关注。

随着男孩一天天成长，到儿童期又常面对包皮过长、包茎、活动中生殖器官受伤等问题。

"十六岁的花季""十七岁那年的雨季"讲的便是青春期。此时，男性无论是在生理上还是在心理上，都发生了巨大变化。此阶段，遗精、青春期萌动、青春期发育、早恋等问题也着实让家长和男孩措手不及。

还没等男孩醒过神来，青春已经不再，懵懂中昔日少年很快便长大成人了。成人，意味着要成家立业，但不少男性却因为性功能、生育问题而黯然神伤，甚至萎靡不振。

人到中年之后，上有老下有小，才懂得身体才是"革命"的本钱。中年男性虽然每天保温杯里泡着枸杞子，但枸杞子难挡岁月流逝。夫妻生活中的危机，也让男性潜伏的"四高"（高血压、高血糖、高血脂、高尿酸）等问题显露出来。

吃过苦，尝过甜，转眼一下到老年。都说"夕阳无限好"，可是谁能理解"只是近黄昏"的苦。"想当年顶风尿三丈，而如今顺风尿湿鞋"，说的是伴随年龄增长出现的排尿症状。到了老年，越来越多的男性会出现排尿问题、性功能障碍等情况。面对这些"男"题，什么都经历过的老男人也许尚未做好应对准备。

当然，男性的一生也不是一首悲歌。苏轼有首诗叫《戏赠张先》："十八新娘八十郎，苍苍白发对红妆。鸳鸯被里成双夜，一树梨花压海棠。"说的就是男性即使年龄高，只要保养得好，到老也可以很健康，甚至性功能方面与壮年时相比亦不逊色太多。

针对男性一生中可能遇到的各种各样的男科问题，本书的编写人员从生理、心理、疾病的角度，用通俗易懂的语言为男性同胞们解答这些"一辈子的健康'男'题"。

本书的编写人员均为来自国内各大医院临床一线的男科医生，在男科疾病的诊疗方面积累了丰富经验，使内容更具权威性、科学性和实用性。感谢所有参与本书编写、修改和审阅的专家为本书的辛勤付出，希望本书可以给男性朋友带来帮助。

本书虽为临床一线的专业医生编写，但由于医学专业的快速发展和编写时间有限，书中难免有不足或疏漏之处，恳请广大读者给予批评指正，以便再版时完善。

刘贵华　欧阳斌

2021 年 7 月

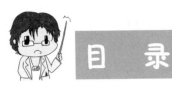

目 录

男
性
健
康
管
理

男性健康管理

第1章

婴幼儿期（0~3岁）相关问题

1 | 如何判断男孩的阴茎和睾丸是否正常？

问题：

我是一位单亲妈妈，有一个1岁多的儿子，家里没有男人，也不知孩子的阴茎和睾丸正不正常，请问有没有一些简单的自查方法？

回答：

对于男性的生殖器官，人们看得到、摸得着的就是"一把枪两个蛋"。

这把"枪"就是阴茎。男性在婴儿时期，由于阴茎尚未发育，尺寸比较小，且包皮都是包着阴茎头的，即生理性包茎。首先，家长需要观察的是男孩的包皮是否对称，是否缺了哪部分。其次，家长要留意男孩小便的时候，尿液是不是从阴茎头部出来，如果是从其他位置出来的，就需要去看医生了。再次，家长可以轻轻摸一摸男孩阴茎皮下有没有海绵体，阴茎海绵体的质地比皮肤更硬一点，如果没有发现阴茎海绵体，就要考虑是不是隐匿性阴茎，也需要看医生。最后，家长还得摸一摸男孩的阴囊（包着睾丸的皮肤，像皱皱的袋子一样），检查有没有睾丸。通过阴囊皮肤，家长可以摸到两边各有一个蚕豆形态的、表面光滑的东西，这就是睾丸。如果摸不到男孩的睾丸，家长需要及时带男孩去看医生。

（欧阳斌　广州市第一人民医院）

2 | 男孩的阴囊内没有睾丸会有什么严重后果?

问题：

孩子满月了，我在给他洗澡的时候发现其右侧阴囊内没有睾丸，请问这种情况会不会影响其未来的生育?

回答：

有很多男婴虽然在阴囊内没有发现睾丸，但往往在稍微靠上的腹股沟内可以找到，这种情况叫作隐睾。通俗地说，就是睾丸没在阴囊内，而是停留在从腹腔到阴囊间的任意一个位置。

一般随着男孩长大，睾丸有可能自行下降到阴囊内。如果男孩超过6月龄睾丸仍未降至阴囊内，就要看医生诊断是否需要手术了。如果家长发现男孩有隐睾时其年龄已经超过1岁，就应尽早行手术治疗，最晚不能超过2岁。如果男孩的睾丸发育正常，且2岁前自行下降或通过手术下降到阴囊内，那么对生育基本上是没有影响的。

手术方式主要包括开放手术和微创手术（如腹腔镜手术）。微创手术在治疗腹腔内隐睾时有明显优势。若家长发现男孩的睾丸发育不良或萎缩，应行睾丸切除术。如果一次手术无法将睾丸下降至阴囊内，则应行分期手术。

其实，大部分男孩的睾丸发育都是正常的，只有小部分会出现以上情况，但有很多粗心的家长等到男孩长大，甚至到结婚后，才发现其是隐睾。此时就诊已经晚了，因为睾丸已经基本丧失了产生精子的功能，且恶变的概率大大增加。

在此郑重告诫家长，如果您发现男孩的阴囊内没有睾丸，务必马上带他去看医生，如果错过了最佳治疗年龄，会严重影响其睾丸功能，且恶变的概率会大幅升高，那时就悔之晚矣。

（齐进春　河北医科大学第二医院）

3 | 排尿口不在阴茎头上，男孩患的是什么病？

问题：

我的儿子每次站立小便时，总是会尿湿裤子，记得他刚出生时，阴茎就比较短小，包皮一侧多、一侧少，当时以为是还没有发育，以后会慢慢正常的，就没有重视，随着其慢慢长大，我发现他不仅阴茎比同龄孩子小，且阴茎是向下弯曲的，小便时，尿液不是从阴茎头排出的，而是从阴茎的侧边排出，请问这是什么情况？是不是先天性的？会不会遗传？

回答：

这种情况极有可能是尿道下裂。

尿道下裂是男性泌尿生殖系统常见的先天畸形之一，1000 位男性中有 3 例这种情况，主要表现为：①尿道外口异位，即排尿的位置不在正常的阴茎头处。②阴茎下曲，即阴茎不是直的，而是向下弯曲的，很多时候阴茎也发育短小。③包皮异常分布，即阴茎的包皮是不对称的，全部包皮都在阴茎头背侧，像"帽子"一样堆积。另外，尿道下裂还可能合并其他畸形，如无睾丸畸形（隐睾）、阴囊肿大（鞘膜积液）等。

尿道下裂具有一定遗传性，但不是绝对受遗传因素控制，其病因目前仍不十分明确，可能与遗传基因缺陷、内分泌缺陷、雄激素受体缺乏等都有一定关系，同时也受外界环境因素的影响，如射线、药物、病毒感染等。目前，临床上无明确预防尿道下裂的方法和药物，想要从病因学上来预防该病仍然很困难，但孕妇在围产期进行科学的围产保健和规律的产前检查，有助于该病的早期发现和早期治疗。

有些家长认为，只要孩子能大小便就行了，好像没有什么大的影响。但事实并非如此，等孩子上学后，上厕所时发现自己和别的男孩不一样，就容易变得自卑、内向、孤僻，留下心理阴影。另外，尿道下裂也会影响男性生殖器的发育，可能会造成阴茎勃起时疼痛。男性成年后，可由于阴茎向下弯曲而无法完成正常的性生活。并且，严重的尿道下裂患者因不能站立排尿，恐惧与异性接触，还会影响社交。

手术是尿道下裂唯一的治疗方法。尿道下裂的术式有200多种，但没有一种术式适用于所有类型的尿道下裂。手术可以一期或分期完成，如一期完成"矫正阴茎下弯"和"尿道成形"。手术能否一期完成，术者需要根据尿道下裂的程度来决定。手术时机一般以患儿6~18月龄为宜，此时阴茎已经发育到一定大小，适合手术操作，同时也可尽早减除患儿家长的焦虑，以及减少对患儿心理的影响。若患儿采用分期手术，二期手术应在一期手术后6个月后，待局部瘢痕软化稳定、血供建立良好后再进行，但所有的治疗均应在患儿学龄前完成。

尿道皮肤瘘和尿道狭窄是尿道下裂术后常见的并发症，发生率为 10%~30%。虽然目前尿道下裂手术的并发症和失败率仍较高，但经积极治疗，尿道下裂是可以治愈的。选择合适的手术时机和手术方式是治愈的关键。

（陈波特　广东省第二人民医院）

4 男孩喜欢摸自己的阴茎，是不是有问题？

男性健康管理

问题：

我的儿子 1 岁了，总爱吸吮手指头，还时不时摸自己的阴茎，和他说这样"羞羞"，他还是喜欢摸，请问是不是有问题？

回答：

男孩在这个时期并没有害羞的想法。这个阶段，男孩的感觉主要在口腔、阴茎等部位。男孩吸吮手指、摸阴茎都是在探索这个世界，认识自己的身体和满足身体接触的需求。例如，男孩在吃奶时，不仅填饱了肚子，也抚慰了嘴巴的感觉；当他在不能吃奶时，特别是断奶时，就会去寻求手指等其他可以吸吮的东西。当嘴巴感觉的需求得到满足后，男孩会更有安全感。相反，若这个时候吸吮被严厉制止，可能会让其缺乏安全感，不信任他人，可能导致其在未来容易贪嘴和说话啰唆。阴茎长在身体外，看得见，摸得着，男孩经常摸阴茎，也是认识自己性别的一个过程，1~2岁时他就可以认识到自己是男性还是女性。

不过，男孩经常吸吮手指、摸阴茎，确实存在卫生问题。家长可以用一些小技巧，如在男孩清洗干净手后才允许其吸吮，在其抓了脏东西后不允许其吸吮，或给予其安慰奶嘴，或让男孩了解手上是有脏东西的，在没洗手的情况下吸吮手指、摸阴茎不卫生，有些儿童绘本也有不错的效果。

（欧阳斌　广州市第一人民医院）

第2章

学龄前（4~6岁）相关问题

5 | 男孩也会被人猥亵吗？

问题：

我经常看到有男孩被猥亵的新闻，不是只有女孩才会被猥亵吗？请问男孩要如何保护自己免遭猥亵？

回答：

猥亵儿童的人有2种：一种是找不到成年性对象而在儿童身上发泄性欲；另一种是恋童癖。恋童癖对成熟的异性不感兴趣，只以儿童为对象（男孩、女孩均可），通过窥视、触摸儿童阴部，以正常体位、口交、股间性交、指交等方式满足性欲。因此，家长们千万不要认为男孩不会受到性侵犯，忽视对男孩的性自我保护教育。

那么男孩该如何保护自己？

第一，家长可以通过绘本或图画的方式，引导孩子认识男孩和女孩的特征性身体部位。

第二，家长可以让孩子了解预防性侵害和性自我保护的方法。例如，告诉孩子，不接受陌生人的礼物、食物和玩具，这是对孩子进行自我保护教育的基本常识；告诉孩子，身体上被短裤和背心遮住的部位是不能让他人看的，更不能让他人触碰，若有不舒服的身体接触，要赶快告诉父母或老师，让其能分辨安全和不安全的身体接触；不要让孩子单独待在某个地方，在公园或操场游戏时，让孩子不脱离人群，不单独到昏暗、偏僻的地方；让孩子知道"熟人"也不能完全信赖，告诉孩子不要独自跟"熟人"去某个地方，也不要随意接受"熟人"的食物。事实上，大多数性犯罪都是"熟人"作案，如父母的朋友、同事、邻居等，孩子的单纯给"熟人"这类犯罪分子可乘之机。在平时的性保护教育中，家长可设置情景问题与孩子互动交流，如"如果认识的叔叔请你帮忙跟他去找丢失的东西，你会怎么办?"孩子由于年龄小，很容易相信"熟人"说的话，故家长要告诉孩子，一旦"熟人"做出让其身体感觉不舒服的行为或触碰其身体，必须第一时间向周围人大声求救或告诉父母，父母会保护他。家长要使孩子愿意说、敢说，这样才能在最短的时间内将伤害降到最低。

（陈圣福　中山大学孙逸仙纪念医院）

6 | 儿子问"我是从哪里来的",该如实告诉他吗?

问题:

儿子经常问我:"爸爸,我是从哪里来的?"这个问题让我很尴尬,是该随便编个答案哄他,还是应该如实告诉他?

回答:

首先,讲一个让笔者印象深刻的真实案例。笔者在门诊曾遇到一例患性功能障碍的"80 后"男性,他结了 2 次婚,均没有跟妻子完成真正意义上的性生活。在此之前,他去了多家医院,做了很多检查均没发现问题,最后考虑为心理原因,去看了心理医生。在心理医生的引导下,他终于说出了"真相"。原来,他觉得性是肮脏的,这个观念来源于其小时候问过父母"我是从哪里来的"。父亲听了很生气,说他不学好,还狠狠地揍了他一顿。自此以后,他心理留下了阴影,变得"一本正经",导致成年后患上了心理性勃起功能障碍。

那么面对孩子的这些问题,家长该如何回答?

"我是从哪里来的?"这类问题,相信很多孩子都问过父母。面对这类问题,不少家长会觉得尴尬,难以启齿,转而哄骗孩子敷衍了事。例如,"从小河里捡的""从垃圾堆里捡的"等,这些是很多"70后""80后"一代人的父母给孩子的答案。

其实，对于孩子而言，他问这类问题，只是单纯的好奇，就像他在换牙时问牙为什么会掉一样。此时，是父母给孩子上一堂性教育课的好时机。家长可以跟孩子讲"妈妈的肚子里有个房子，而爸爸肚子里没有，你像一颗种子一样在妈妈的肚子里慢慢长大，变成了一个小婴儿"。如果妈妈正好怀了"二胎"，也可以让孩子轻轻摸摸妈妈的肚子，让他知道妈妈肚子里有个弟弟或妹妹。假如孩子还问小婴儿是怎么从妈妈肚子里出来的，家长可以用一些绘本让孩子知道有一个通道，小婴儿从这个通道出来，但是出来的过程妈妈会很痛苦。趁这个机会，也可以让孩子知道，背心、内裤遮盖的地方不能给他人触碰。对于学龄前的孩子，家长讲解到这个程度就可以了。

（欧阳斌　广州市第一人民医院）

7 | 睾丸扭转会影响男孩未来的生育能力吗？

问题：

我侄子今年 4 岁，睾丸肿了好几天，消炎药输液也不见好，后来才发现是睾丸扭转，但由于扭转的时间太长，只能切除睾丸，请问睾丸扭转是怎么回事？后果为什么这么严重？

回答：

什么是睾丸扭转？就好比睾丸是长在藤蔓上的葫芦，因为外力或刮风等原因，葫芦沿着同一个方向转了好几圈，导致藤蔓上的养分不能输送到葫芦上，那葫芦自然就枯萎了。

睾丸扭转发病急骤，多于男孩睡眠中或受到外伤时发生，首先男孩会出现一侧睾丸和阴囊剧烈疼痛。患儿发病初期，疼痛局限在阴囊局部，之后会逐渐蔓延到下腹部和会阴部，患儿还会出现恶心、呕吐、发热等症状。查体可见阴囊红肿、压痛明显。如果发生在婴儿身上，由于其不会说话，往往诊断会更加困难，婴儿会出现不明原因的厌食、躁动不安等非典型症状，但病情一般发展较快。

一旦患儿被诊断为睾丸扭转，医生一定要争分夺秒地进行手术，争取 4 小时内将扭转的睾丸复位，以保留睾丸功能。如果复位及时，睾丸会迅速恢复血供，对男孩未来的生育基本没有影响。即使扭转时间较长，术者也会根据术中的情况，观察睾丸复位后血供的恢复情况，决定是保留睾丸还是切除睾丸。如果患儿的睾丸已经扭转 3~4 天，甚至 1 周以上，已经发黑坏死了，复位后没有一点血供，那只能切除睾丸了。如果患儿没能保留睾丸，那么未来的生育能力会下降 50%，但只要保护好另外一侧睾丸不受伤害，也能够正常生育。家长还可以等男孩青春期后带其去医院检查精液质量，判断生育能力。

日常生活中，有很多家长对患儿阴囊的红肿、疼痛麻痹大意，以为是普通炎症，从而延误了早期诊治的时机，导致患儿的睾丸被切除。睾丸的事无小事。如果男孩突然出现阴囊肿胀、疼痛，尤其是青春期前后，应考虑睾丸扭转的可能，要及时去医院的泌尿外科检查和治疗。

（齐进春　河北医科大学第二医院）

第 3 章

儿童期（7~11岁）相关问题

8 性生活时被孩子发现，该怎么和他解释？

问题：

我和妻子性生活时，7 岁的孩子突然醒来，撞见了这一幕，我吓了一跳，把他骂了一顿，他很不开心，请问这种情况父母该怎么跟孩子解释？

回答：

这种情况很多家长都碰到过。有些家长可能会生气，或把孩子支开，或呵斥孩子，对这件事情避而不谈，以为他会忘记。但这种事情孩子一般不会忘记，甚至会带着强烈的好奇心，猜测"爸爸是不是欺负妈妈了"。有些家长会含糊其辞，羞于让孩子知道，跟孩子说这是爸爸在做游戏。但这样解释，孩子很有可能会模仿这样的"游戏"。

此时，正好是一个对孩子进行性启蒙教育的好机会。家长可以跟孩子说："这是爸爸和妈妈之间表达爱的一种方式，通过这种爱的表达，爸爸会在妈妈肚子里种下一颗种子，这颗种子慢慢长大，就会长成小宝宝。"这个时候孩子可能会说："现在有我了，我不要再有弟弟、妹妹了。"家长可以跟他说："爸爸、妈妈会把这个种子保存起来，不让他发芽，你就不会有弟弟、妹妹了。正是因为这样表达爱，妈妈肚子里才会有小宝宝，你千万不能这样，只有等你长大结婚了才可以跟自己的妻子这样。"

此外，家长还要教育孩子一定要学会保护自己，不能让他人这样对待自己。

（欧阳斌　广州市第一人民医院）

9 如何判断男孩的睾丸是否受伤？

问题：

我儿子今年 8 岁，经常在学校跟同学打架，有一次阴茎肿了，还出了血丝，幸好医生说没什么事，我儿子很调皮，这样的事情难保不再发生，男孩阴茎是否受伤家长容易发现，但家长该如何初步判断男孩的睾丸有没有受伤？

回答：

对于检查睾丸是否受伤，这里有一个简单的方法，即做"OK"手势去套睾丸，如果阴囊很松或根本塞不进去，就说明睾丸有问题，家长需要带孩子尽快去医院检查。

相对于阴茎，睾丸更容易受伤。家长平时可以多教育孩子不要踢他人胯下或跟他人打架。男孩骑自行车或做运动时要做好防范，避免阴部受伤。若男孩运动时受伤，或被他人踢伤了阴部，家长应带其去医院做检查。

此外，睾丸喜欢凉爽，若睾丸长时间处于高温状态，会影响生育功能，故男孩不宜久坐、穿紧身裤、泡热水浴、吸烟，应多补充富含锌和硒的食物。

（杨锐林　广州市番禺中心医院）

10 | 男孩包皮长，要做手术吗？

问题：

我儿子今年8岁了，最近常说阴茎痒，总想去大小便，但常感觉拉不干净，时不时还会用手搓自己的阴茎，而且他排尿时，阴茎会鼓得很大，平时他的阴茎头都被包皮包裹着，只能露出一点，无法完全露出，请问这是不是包皮过长？要做手术吗？

回答：

正常的包皮长度是指阴茎在自然疲软时，包皮位于阴茎的颈部，即冠状沟处。而包皮过长是指包皮完全包裹着阴茎头，但阴茎勃起后，包皮可以上翻露出阴茎头。单纯的包皮过长，且包皮外口宽大、易于上翻时，可以不做手术。

包皮过长容易引起感染并积存包皮垢，导致慢性炎症（如阴茎头炎），甚至有诱发癌变的可能。因此，男性平时一定要注意个人卫生，养成良好的卫生习惯，如勤换内裤，经常上翻包皮并清洗，保持阴茎干燥、清洁，这样在很大程度上可减少炎症的发生。如果男性的阴茎经常发生炎症，也需要做手术。

本例患儿的这种情况叫作包茎。包茎是指包皮完全包裹住阴茎头，即使阴茎勃起，包皮仍不能上翻露出阴茎头。男婴刚出生时都是包茎，但这是生理性的。男孩 2 岁后，包皮会逐渐变得松软，慢慢分离。男孩 3 岁以后，包皮逐渐能够外翻，阴茎头能够自然露出。男孩超过 10 岁再自然翻开包皮的机会就很小了，此时若还是包茎，患儿是需要手术的。

同时，家长要注意男孩的包皮是否发生炎症。包皮炎一般会表现为包皮外口（即阴茎头处）出现瘙痒和红肿，如果有炎症，患儿也需要及时割包皮。

此外，家长还要注意男孩的包皮外口是否存在狭窄。有些男孩的包皮外口患过炎症，当时没注意，之后长了瘢痕，包皮外口就会狭窄，严重时甚至只有针眼那么大，严重影响排尿，导致患儿排尿时阴茎会鼓包。

对于有以上情况的患儿，应及早进行包皮环切术，即切除包裹在阴茎头上的包皮。这样不但能减少包皮阴茎头炎，而且对预防阴茎肿瘤也有一定意义。本例患儿属于炎症后包皮外口狭窄，建议及时进行手术。

（陈波特　广东省第二人民医院）

11 | 隐匿阴茎要不要手术？

问题：

我儿子今年 10 岁了，阴茎还很小，一家医院的医生说是隐匿阴茎，需要做手术，另一家医院又说是孩子超重，减肥即可，请问该如何诊断隐匿阴茎？需不需要手术？什么时候手术为宜？

回答：

隐匿阴茎是由于阴茎皮肤下的"肉膜"等组织出了问题导致的。"肉膜"弹性差，把阴茎固定于耻骨联合下方，使得阴茎隐匿于皮下。

该如何判断男孩是否为隐匿阴茎？先把男孩放在温暖、舒适且让人心情愉悦和放松的环境中，在非勃起、无排尿的状态下，典型的隐匿阴茎外观呈"宝塔状""金字塔状"或"鸟嘴状"，用力上翻包皮也不能很好地显露尿道口，需要用拇指和食指推挤阴茎根部的皮肤才能使阴茎露出，但阴茎体的发育正常。

隐匿阴茎需要与包皮过长、包茎及超重所致的假性隐匿阴茎相鉴别。如果把阴茎比作削过的铅笔，包皮过长和包茎就是有笔杆和笔尖，而隐匿阴茎则是无笔杆有笔尖。假性隐匿阴茎则是指脂肪堆积，将阴茎包埋于阴茎根部皮下，通过减肥往往能使阴茎外露。

隐匿阴茎不治疗会有什么后果？首先，会影响阴茎发育，致使阴茎生长受到限制，发育较短。其次，与同龄儿童相比，隐匿阴茎的外观短小，会影响患儿的性心理发育，进而有可能导致其形成自卑心理。此外，由于包皮外口狭小，不能上翻，长期尿液残留和刺激可以导致包皮阴茎头炎反复发作，还有进一步引起泌尿生殖道感染的风险。

应该什么时候手术？手术效果怎么样？对于典型的隐匿阴茎，医生一般建议家长在患儿 3 岁后根据其身体及家庭的具体情况选择手术时机，但最迟不要超过青春期，以免错失阴茎发育的最佳年龄。对于超重患儿，应该让其先减肥，坚持上翻包皮，待脂肪减少后看是否还存在隐匿阴茎，再决定是否进行手术。

隐匿阴茎手术属于整形手术，远比包皮环切术复杂，建议家长带患儿到专业的小儿泌尿外科就诊。笔者在门诊遇到过很多"隐匿阴茎"的患儿误行包皮环切术，结果术后阴茎仍不能外露，且给隐匿阴茎的矫形手术带来了困难。

温馨提醒，如果家长发现男孩有可能是隐匿阴茎，一定要到专业的小儿泌尿外科就诊。阴茎是男孩的重要器官，家长一定要重视、重视、再重视！

（齐进春　河北医科大学第二医院）

12 | 为什么有的男孩会出现性早熟？

问题：

我儿子今年才 7 岁，比其他同龄小朋友都高，阴茎和睾丸也发育了，而且还长出了不少阴毛，请问这是性早熟吗？有什么办法治疗？

回答：

性早熟是指男孩 9 岁以前呈现第二性征，出现身高和体重过快增长，表现为睾丸容积增大，阴茎增长、增粗，胡须、阴毛出现等。

很多性早熟无法检查出真正的病因。性早熟的形成是个非常复杂的过程，可能与整个社会环境有关。现在的家庭，生活条件都很优越，孩子的营养比较丰富，儿童的生长发育出现了加速趋势，导致性发育提前和性成熟者增多。现在，很多的禽肉类中，都含有大量激素，一些性激素间接进入人体后，会导致儿童出现性早熟，如高油炸类食品，包括汉堡和烧烤。还有一些家长常给孩子吃增进食欲、益智健脑的保健品，殊不知个别保健品中含有激素成分，长期服用可引起儿童血液中的激素水平上升，从而导致儿童性早熟。

并不是所有的性早熟都需要治疗，首先家长应懂得一些医学知识，了解孩子的性早熟不过是生理发育提前而已，不必惊慌，并且可以把这些知识和道理告诉孩子，解除孩子的思想顾虑。对于儿童中枢性性早熟，需要药物治疗，服药的目的在于抑制下丘脑-垂体分泌促性腺激素，以停止第二性征发育，预防骨骺因过早闭合而导致身材矮小。若性早熟是由于肿瘤引起的，一旦明确诊断，医生应尽早给予手术切除。

性早熟的治疗是一个缓慢的过程，在治疗过程中医生应定期随访，注意监测患儿的性发育、身高增长及性激素水平等。此外，家长应该多与孩子沟通、交流，让孩子知道性发育是每个人都会经历的事情，也让孩子能够正确认识自己的身体状况，避免孩子因性早熟出现心理问题。

（宋明哲　深圳中山泌尿外科医院）

男性健康管理

第4章

青春期（12~17岁）相关问题

13 | 遗精会不会伤害身体？

问题：

我儿子今年 14 岁，前段时间我发现他遗精了，我自己 17 岁才遗精，他这么早就遗精，会不会伤害身体？

回答：

遗精是指男性在没有性交活动的时候，也没有自慰的情况下，精液自尿道口自行泄出，一般多在睡眠时发生。男性在进入青春期后，生殖系统逐渐发育成熟，雄激素分泌充足。在睾酮的作用下，男孩的精囊腺、前列腺、睾丸等性器官每天都在不间断地产生精液和精子。当这些精液积累到足够的量，既不能被体内吸收，又没有进行性交释放出来，一般就会在睡眠时不自觉地排出体外，称为"梦遗"。男孩有了遗精，和女孩有了月经一样，代表着同样的意义，意味着他们正逐渐走向性成熟。这种遗精临床上称为"生理性遗精"，一般生理性遗精每月不超过 4 次。遗精是男性长大成人的标志，正常男性都会经历遗精，这是正常的生理现象，青少年不必为此自责或担心。

至于孩子出现遗精的年龄比父亲早，那是年代不同，之前的生活条件没那么好。近些年的数据显示，男孩首次遗精的平均年龄为 14 岁。精液的成分大多数是前列腺液和精囊液。生理性遗精并不影响男孩的身体健康，既不会肾亏，更不会伤元气。家长也可以给孩子传授这方面的知识，无须特地跑到医院来。男孩遗精后要注意清洁阴茎和换洗内裤，因为精液容易滋生细菌，引起生殖器感染。

（刘蔚菁　南方医科大学附属何贤纪念医院）

14 | 青春期每周遗精 3~4 次该怎么办？

问题：

我今年 16 岁，近 1 年来总是遗精，每周 3~4 次，有时候做梦遗精，有时候不做梦也遗精，起床后腰酸腿软，感觉非常疲乏，白天也不能集中精神，请问该怎么办？

回答：

正常情况下，青春期男孩一般每周遗精1~2次，如果超过这个次数，甚至在清醒状态下出现精液不可控制地泄出，且影响到生活和学习，同时出现腰酸腿软、头晕耳鸣、精力不济、注意力不集中、焦虑等症状，一般可以认为是病理性遗精。本例患者的遗精频率是有点多。

病理性遗精的原因有很多，最常见的原因是经常受到性方面的刺激，或经常过度自慰，导致大脑和脊髓的射精中枢太兴奋，引起不可控制的频繁遗精。此外，前列腺炎、精囊炎、阴茎头过于敏感等都易诱发遗精。男性在过度劳累后，若受到频繁的性刺激，也易诱发病理性遗精。如果男性有严重的精神心理问题及睡眠问题，也容易遗精。

如果男性有炎症等情况，可做相应的治疗，同时还要调整生活方式，避免频繁接触色情刺激及过度自慰，多进行有氧运动，放松心情，这样有利于治疗和康复。中医的多种疗法对于病理性遗精的治疗也很有帮助。

总之，病理性遗精是可以治疗的，患者无须过度焦虑和紧张。

（刘蔚菁　南方医科大学附属何贤纪念医院）

15 青春期男孩浏览色情网站该怎么办？

问题：

我在家里电脑的浏览器历史记录里发现儿子前几天有观看色情网站的记录，我很担忧，又不敢责骂他，请问该怎么办？

回答：

青少年浏览色情网站，是他对性知识的一种获取方式。此时，家长需要间接引导孩子，如果当面揭穿，会伤害他的自尊心，反而可能引起他的叛逆心理。家长可以找一个社会上的案例，在一个不突兀的环境中跟孩子用心交流。例如，父子俩在就餐时，父亲分享报纸上的一则法制报道，即"一位青少年因经常浏览不良网站导致性犯罪而入狱，失去了人身自由，可能再也无法实现自己的人生理想，非常后悔"，父子俩就这件事进行深入交流，父亲征求孩子的看法，也跟孩子说明问题的严重性，孩子可能由此联想到自己浏览不良网站的错误行为而加以改正。

青少年浏览不良网站也反映了目前性教育缺乏的情况。有不少这样的例子，如一对博士夫妻，2人结婚3年还没有孩子，于是去医院就诊，医生仔细询问了2人的情况后，发现他们从来都没有过正常的性生活，2人天真地以为躺在一张床上就可以受孕。

由此可见，一部分人的性知识非常缺乏。因此，社会、学校和家庭需要对处于青春期的孩子进行适当的性教育，避免青少年因缺乏性知识导致不良后果。

（陈圣福　中山大学孙逸仙纪念医院）

16 | 青春期男孩经常躲在房间里自慰该怎么办？

问题：

我最近发现儿子经常躲在房间里自慰，我猜测他早恋了，他今年上高二，还有一年多就要高考了，请问会不会是性欲过盛？要不要带他去医院做检查？

回答：

青春期的男孩都会有性方面的渴望，适度自慰可以在一定程度上释放其对性的渴望，且对身体无害。偶尔自慰是一种满足性欲的方式，青少年在成长的过程中多少会经历过自慰，但频繁自慰就是心理不健康的表现。当家长察觉到青少年出现频繁自慰时，也不要当面斥责，以免让其有负罪感。家长可以分散其注意力，不要让其一个人长时间待在房间里。家长还可以积极培养青少年的兴趣爱好，引导其多参加有意义的课外活动，把注意力集中到学习和有意义的活动中去。当青少年在其他方面投入精力并获得成就时，满足感油然而生，自然就压缩了不良习惯的空间和时间。此外，家长也可以让青少年"不小心"看到这方面的科普知识，让其自己吸收。

青少年对异性的渴望，是青春期原始的性本能。生理上的变化使他们在心理上对异性的兴趣越来越强，希望在异性面前表现自己，产生想恋爱的心理或早恋的倾向，这是非常正常的。这种情况靠压制是不行的，家长可以鼓励青少年结交更多的同性和异性朋友，以转移其注意力，从而避免其单独沉浸在对某个特定对象的美好幻想中。父亲可以在适当时给儿子进行性教育，如在外面看到孕妇的时候，父子俩可以一起"讨论"妊娠（怀孕）是怎么回事。青春期男孩遗精后，就意味着身体开始产生生殖细胞，具备了生育能力，如果与女孩有了生殖器官的接触，就可能使女孩受孕。在繁忙的工作、学习之余，家长可以借助《匆匆那年》这类电影，让青少年了解意外妊娠的严重后果和对女孩的伤害；家长还可以在电视中插播"人流"广告时，给青少年讲意外妊娠的危害。父亲是儿子最好的榜样，如果父亲在家树立的是一个有担当的形象，儿子也会去向父亲学习，将精力投入到重要的学业中去。

（陈圣福　中山大学孙逸仙纪念医院）

17 | 男孩两侧的睾丸不一样大，是怎么回事？

问题：

请问为什么我的两侧睾丸一高一低，而且有时高点、有时低点，两侧还不一样大？

回答：

从解剖角度讲，睾丸是被阴囊包裹住的。透过阴囊，可以很容易地摸到里面有个椭圆形的、表面光滑的东西，这就是睾丸。生理上，睾丸的功能是生产精子和雄激素。

阴囊内除了睾丸外，还有附睾、输精管和精索。附睾贴在睾丸的后上方，呈半月形（或像小虫子一样的长条）。附睾内为一条非常细小的管子，称为附睾管，是精子从睾丸运出的通道。

精子通过细小的附睾管后就到了相对开阔平直的输精管。输精管和其周围的血管、神经、淋巴管、肌肉等一起被一层膜包裹着，组成精索。精索就像葫芦藤一样，吊着睾丸、附睾，这样睾丸、附睾就能够比较灵活地在阴囊内晃动。睾丸动脉的主要作用是给睾丸提供新鲜的血液和营养，精索静脉的主要作用则是把睾丸吸收完营养的"废血"运走。因为睾丸喜欢凉爽，但又怕冻，故精索中的肌肉就在其中发挥了重要作用，温度高的时候，肌肉就把睾丸放松，降下来一些，以更好地散热；温度低的时候，肌肉就把睾丸往上拉，保存热量。因此，睾丸会有时高，有时低，有时出现两侧一高一低的情况。

　　成年后，黄种男性的睾丸大小一般为 15~25 ml，像青枣那么大。如果男性觉得睾丸大小有问题，一般是发现睾丸小或阴囊"肿大"。其实，除了看睾丸大小外，还可能是附睾、精索或其他组织在阴囊内。曾经有患者称自己左侧的睾丸更大了，但医生检查后发现其左侧睾丸缩小，诊断为左侧精索静脉曲张。睾丸鞘膜积液、交通性鞘膜积液、腹股沟疝、附睾囊肿、附睾炎、睾丸炎都可能使患者觉得一侧的睾丸更大，故男性觉得自己两侧的睾丸明显不一样大时，最好去正规的医院就诊，切忌自己胡乱猜测。

（欧阳斌　广州市第一人民医院）

18　16 岁的男孩比同龄人矮好多，还能再长高吗？

问题：

我今年 16 岁，我在班级里是最矮的，阴茎也一直没有发育，感觉好自卑，班级活动从来都不想参加，请问有什么办法能让我正常发育？以后我还能再长高吗？

回答：

青春期发育延迟通常是指男性 14 岁以后仍无睾丸体积明显增大的迹象（睾丸容积<4 ml）和（或）无第二性征发育的征兆。此外，即便青春期正常启动，若进程受阻，即男性青春期启动 5 年后仍未完成第二性征的发育，也被认为是青春期发育延迟。本例患者现在 16 岁了，还没有第二性征发育，考虑是青春期发育延迟。

青春期发育延迟的原因有很多，常见的有体质性青春期发育延迟、全身性疾病、营养不良所致的青春期不发育和性腺发育不全。可以把体质性青春期发育延迟看作是正常人青春期发育的变异，这些青少年以后会出现正常的性发育，只不过大多数人晚几年而已。对于全身性疾病和营养不良的患者，在原发性疾病得到纠正和营养状况获得改善后，应该出现正常的青春期发育。对于性腺发育不全的患者，表现为青春期无发育，其病因多为下丘脑–垂体–性腺轴的器质性疾病。

青少年发育的时间提前或落后 1 年，往往属于正常情况；提前或落后 2 年，就需要咨询医生，慎重对待，必要时可进行干预；提前或落后 3 年，提示存在青春期发育异常，往往需要药物干预。青春期发育延迟需要进行详细的检查才能够明确。对于不同原因引起的青春期不发育，医生需要进行相应检查，明确诊断，选择不同的治疗方法。本例患者现在已经落后 2 年，建议尽早到正规医院的内分泌科诊治，不宜过早使用性激素治疗，以免抑制下丘脑–垂体的功能。

（宋明哲　深圳中山泌尿外科医院）

男性健康管理

第 5 章

青年期（18~24岁）相关问题

19 | 毫无性生活经验，男性如何判断自己"行不行"？

问题：

我今年18岁，刚交了女朋友，感情很好，对于第1次性生活我既期待又有点担心，请问像我这种毫无性生活经验的人，怎样才能知道自己的性功能有没有问题？

回答：

男性可以从4个方面做简单判断。第一，看自己有没有性欲和性冲动。第二，看自己有没有长胡须和阴毛，这是第二性征发育正常的重要标志。第三，看自己是否出现过遗精，若男性遗精正常，说明前列腺、精囊等泌尿生殖器官发育正常。第四，看自己是否有晨勃，即早上醒来时是否有阴茎勃起，有晨勃说明阴茎海绵体勃起功能是可以的，当然有时候个体没休息好或喝了大量咖啡、浓茶后也会出现无晨勃的情况，偶尔无晨勃是没有问题的。

若男性以上这些情况的答案都是肯定的，一般来说，勃起功能基本正常。在没有性经验的情况下，男性是没有办法判断自己是否存在早泄等射精方面的问题，但也无须为没有发生的事情担心，即使以后性生活中出现射精问题，大多数也是可以治疗的。需要注意的是，初次性生活时，男性也应该做好避孕措施和性传播疾病的预防。

（欧阳斌　广州市第一人民医院）

20 | 没有性交也会染上性传播疾病吗？

问题：

请问没有性交也会染上性传播疾病（简称性病）吗？为什么感染一种性病后要做全套性病筛查？

回答：

除了性交外，还有多种途径会传染性传播疾病。性病的传播方式主要有 5 种。

（1）性行为传播：同性或异性性交是性病的主要传播方式。其他性行为，如口交、自慰、接吻、触摸、肛门性交等，也可导致感染。

（2）垂直传播：孕妇患有梅毒时，可通过胎盘感染胎儿；孕妇患淋病时，由于羊膜腔内感染，可引起胎儿感染。孕妇分娩时，新生儿通过产道可发生淋菌性或衣原体性眼炎、衣原体性肺炎、人乳头状瘤病毒（human papilloma virus，HPV）喉部感染。

（3）血源性传播：梅毒、艾滋病、淋病均可发生病原体血症，如果受血者输入了这样的血液，可以发生输血感染。

（4）间接接触传播：即人与人之间非性关系的接触传播，相对来说比较少见，但某些性病，如淋病、滴虫病和HPV等，偶尔在特定情况下可以通过毛巾、浴盆、衣服等用品传播。

（5）医源性传播：如医务人员防护不严格而被感染；医疗器械消毒不严格，病原体未被杀死，再使用时可感染他人；器官移植、人工授精的操作等。

那么为什么感染一种性病后要做全套性病筛查？

这是因为梅毒、艾滋病、生殖器疱疹及非淋菌性尿道炎/宫颈炎常表现为无症状感染，若未及时发现和治疗，部分疾病后期可进一步累及身体其他器官，造成不良后果。此外，尖锐湿疣发病早期皮疹微小或特殊部位发病，如直肠、子宫颈、阴道壁、尿道内等，患者难以自我察觉，疣体增大、增多后常增加治疗难度。因此，确诊一种性病后，患者需要进行全套性病筛查，及早发现其他病原体的隐匿感染，同时接受规范治疗，并通知近期接触的性伴侣进行检查和治疗。

为了预防性病，个体需要保持彼此唯一或尽可能减少性伴侣人数，避免在性活动中接触他人的体液（包括血液、精液、阴道分泌物等）或皮肤黏膜溃疡等，性伴侣间进行一些没有体液交换的性活动（如拥抱、浅接吻、爱抚等），正确使用避孕套等。

（张晓辉　薛汝增　广东省皮肤病医院）

21 第 1 次性生活就发生勃起功能障碍，该怎么办？

问题：

我第 1 次和女朋友性生活就硬不起来，无法完成性交，但是自慰却没有问题，请问这种情况属于勃起功能障碍吗？

回答：

勃起功能障碍（erectile dysfunction，ED），中医又称"阳痿"，是指阴茎不能勃起或不能维持勃起以完成满意的性生活。勃起功能障碍可分为器质性、心因性和混合性三大类。心因性勃起功能障碍是阴茎的结构和功能没有问题，精神心理障碍是导致阴茎勃起的主要或唯一因素。例如，焦虑、抑郁等精神心理问题，性知识匮乏、性无知、性格内向不自信、夫妻感情不睦、幼年时期性心理创伤、同性恋或双性恋等情况，都可以导致心因性勃起功能障碍。本例患者就是心因性勃起功能障碍。这种情况若发生于新婚期，也称为"蜜月期勃起功能障碍"。

那么心因性勃起功能障碍该如何诊断和治疗呢？

如果医生通过阴茎夜间勃起监测、阴茎血管多普勒超声检查和阴茎海绵体造影检查发现患者的阴茎在夜间可以有效勃起，阴茎动静脉血管的结构和功能良好，且不存在动脉供血不足和海绵体静脉漏，那么就可以诊断为心因性勃起功能障碍。

俗话说："心病还要心药医。"对于蜜月期勃起功能障碍，夫妻双方应该互相理解，切忌互相埋怨。针对男方情况，医生会根据患者病情的严重程度和特点，给予包括性知识咨询、健康宣教、心理治疗、药物治疗和物理治疗在内的综合治疗方案。因为阴茎的结构和功能大体没有问题，心因性勃起功能障碍一般来说是可以治愈的。因此，年轻的情侣和新婚夫妻遇到这种情况，一定要充满信心，互助互爱，在医生的帮助下重拾"性福"！

（陈　鑫　河南省人民医院）

22 | 自慰时射精很快，是早泄吗？

问题：

我自慰时很快就射精了，请问是早泄吗？我该怎么办？

回答：

这种情况还不能称为早泄。早泄是指性生活时间短，性生活刚开始就射精了，甚至性生活前就射精了。自慰时的性刺激和性交时的性刺激是不同的，不能以自慰时间判断是否早泄。

那么性交时有没有一个明确的时间界定早泄呢？事实上，这个时间确实很难明确。临床对于早泄的射精时间有很多种标准，近年来倾向于定为 1 分钟以内，或在 3 分钟以内且患者或配偶伴有明显的困扰。专业地讲，医生诊断早泄时，还要考虑其是否对男女双方的心理和情感造成不良影响。因此，患者不仅需要注意阴茎进入阴道后能否延迟射精，还要注意是否引起自己或性伴侣出现苦恼、忧虑、挫败感等消极心理。

此外，自慰不一定会造成早泄。除了心理因素（如年轻人早期缺乏性经验、精神紧张、担心性伴侣不满意等）外，早泄也可以由神经中枢对射精控制不佳或周围神经感应敏感性升高引起。因此，本问题的咨询者还不能诊断为早泄，适度自慰是可以的。

（欧阳斌　广州市第一人民医院）

23 | 通过切断阴茎神经来治疗早泄可信吗？

问题：

我有很严重的早泄，听说切断阴茎神经可以治疗早泄，请问可信吗？

回答：

本例患者别着急做手术，先了解下射精是怎么一回事。

男性在性生活或自慰时，阴茎感受到刺激，通过感觉神经传到大脑。大脑内有个"指挥部"，当阴茎受到的刺激达到一定程度后，"指挥官"就发出命令，通过感觉神经传递到阴茎后方的"弹药库"。"弹药库"包括精囊、前列腺、射精管等，它们在收到命令后便执行"开炮"程序，也就是收缩肌肉，把精液射出。这个过程就是射精的神经通路。

问题中提到的切断阴茎神经，依据的是不少早泄患者阴茎的敏感性高，通过切断阴茎神经来阻断阴茎的感觉，但阴茎神经有很多分支，切多了感觉受损，切少了达不到治疗早泄的目的。还有些患者被骗到不正规的医院切了阴茎神经，不仅没达到治疗早泄的目的，还花费了很多"冤枉钱"。实际上，在射精的神经通路中，还有更关键的因素，即大脑中的"指挥部"。目前，早泄的一个明确病因就是大脑中的5-羟色胺出了问题。此外，大脑中的多巴胺、瘦素也可影响性生活时间。这些神经递质是影响情绪的重要物质，故很多早泄患者也会有焦虑、抑郁、紧张、不安等情绪。因此，医生有时也会给早泄患者开帕罗西汀、舍曲林等治疗精神障碍的药物，通过这些药物来调节5-羟色胺的水平。

除了大脑外，前列腺、精囊等有问题也可能会导致早泄。例如，严重的前列腺炎也可能影响射精时间，但并不是所有的前列腺炎都会导致早泄。此外，一些内分泌方面的疾病，如甲状腺功能亢进症，也会造成早泄，故男科医生也可能会看一下或摸一下患者的颈部，甚至让患者抽血检查甲状腺功能。

有少数早泄患者经过规范的药物治疗、行为治疗等完全无效，这种情况下可以先尝试在阴茎上涂抹局部麻醉药，如果这种方法可延长射精时间，患者可以到正规医院进行阴茎神经切断手术。

（欧阳斌　广州市第一人民医院）

男性健康管理

24 | 包皮环切术能够延长性生活时间吗？

问题：

我刚结婚不久，性生活时间极短，请问这种情况会不会和我的包皮过长有关系？包皮环切术能够延长性生活时间吗？

回答：

有研究表明，对于早泄患者，包皮环切术能够有效延长性生活时间。一项纳入 1198 例早泄患者的大样本研究发现，包皮环切术后 90 天，患者的性交时间有小幅度延长；术后随访 1 年，患者的性交时间可延长约 1/4，患者的射精控制力和性交满意度也显著提升。但具体到个体，并不是每例男性做了包皮环切术都可以延长性生活时间，故并不推荐为了延长性生活时间而行包皮环切术。

成年男性行包皮环切术的主要目的：①保持局部清洁；②预防夫妻双方发生感染；③减少夫妻双方罹患阴茎癌或宫颈癌的风险；④有效提升阴茎的美观度和性功能。

有以下情况的患者，强烈建议行包皮环切术。

（1）包茎或包皮上翻困难：如果包皮上翻困难，男性不能很好地清洁生殖器，容易引发慢性炎症，严重者甚至会出现阴茎癌。此外，如果包皮不能上翻，影响阴茎血流，也建议进行手术。

（2）出现反复发作的包皮阴茎头炎：男性包茎或包皮过长时，包皮内皮脂腺分泌的大量皮脂等不能排出，皮脂和尿中的沉淀物及细菌团块合成的包皮垢可引起阴茎头及包皮发炎并加重病情。如果病菌通过尿道进入泌尿生殖道，还会引起相应感染。

（3）由于性生活导致女性反复出现泌尿生殖系统感染：男性由于包皮长，易滋生细菌，导致女性反复出现泌尿生殖道感染。

（4）致癌风险高：包皮过长和包茎导致的反复慢性炎症有诱发阴茎癌的可能。包皮垢也具有致癌性。据报道，85%～95%的阴茎癌患者都存在包茎或包皮过长。此外，男性如果通过性生活把包皮垢带入女性阴道，会刺激子宫，诱发宫颈癌。

（5）肾功能损害：由于包皮反复出现慢性炎症，会引发包皮口、尿道外口或前尿道狭窄，造成排尿困难。长期排尿困难会导致膀胱功能失调，最终引起肾积水、肾功能损害。

（齐进春　河北医科大学第二医院）

25 | 包皮环切术后有哪些注意事项？

问题：

因为包皮过长，医生建议我做包皮环切术，请问术后有哪些注意事项?

回答:

(1) 术后 24 小时内,患者常出现出血或纱布脱套,尤其是夜间阴茎勃起后更容易发生出血,患者应重视。若出血量不大,仅是染红部分纱布,可以不做特殊处理。若发生切口出血不止,导致纱布染红的范围逐渐增加,或出现鲜血不断从纱布中滴出,或患者不能确定切口状况,需要立即到医院就诊。

(2) 术后 3 天内,患者应口服抗生素等药物。患者要尽量避免勃起,否则不仅会导致疼痛,甚至还会使切口裂开。由于纱布紧、水肿等因素,患者还会出现小便分叉、切口流黄水、可忍受的胀痛等,属于正常现象。若患者出现小便分叉,排尿时身体可尽量前倾,尿道口竖直向下,避免尿液流到纱布上,之后用纸擦干即可。如果术后 3 天内纱布掉落或有特殊不适,患者应马上到医院就诊。

(3) 拆除包扎的纱布后,患者应每天使用碘伏消毒切口,直到切口愈合。谨慎淋浴,淋浴后及时晾干或用吹风机吹干切口,避免发生感染,整个阴茎及阴囊接触部位保持干燥。

(4) 术后 1~2 周,患者会出现严重的阴茎水肿,勃起后更严重。如果水肿很轻或仅有腹侧水肿,无须特殊处理。一般术后 4 周,阴茎水肿会逐渐消退,但少数患者可能需要更长时间。

(5) 患者术后忌酒,尽量少吃生冷、辛辣的食物,如海鲜,可适当补充肉、奶、蛋类食物以促进切口愈合。尽量穿宽松衣裤，可在阴茎外倒扣一次性纸杯以减少摩擦。

（6）若包皮环切术采用的是切割闭合钢钉，约1个月可自行脱落，对于1个月后剩余个别未脱落的钢钉，患者可至医院拆除。术后1~2个月，患者不宜进行性生活（性交或自慰），等到切口完全愈合且能承受外力，才能进行性生活。

（7）若包皮环切术后患者出现切口部位异常肿大、水肿、水疱、阴茎头变紫发暗、纱布上出现大量渗血、创面感染等情况，应立刻回医院复诊。

此外，根据每位患者的包皮情况、手术方式、术后切口恢复情况，医生叮嘱的术后注意事项可能有所不同，个体应以自身情况为准。

（齐进春 河北医科大学第二医院）

26 自慰会引起肾虚和前列腺炎吗？

问题：

我今年22岁，有6年的自慰史，且平时自慰比较频繁，如果不克制自己，几乎每天都会自慰。现在，我经常感觉腰膝酸软，早泄非常严重，自慰不到1分钟就射精了，同时还有尿频、尿急、尿分叉等症状，且排尿后仍有尿液滴出的情况，请问这是肾虚和前列腺炎吗？与自慰有关吗？

回答：

肾虚是一个中医学名词，包括肾阳虚、肾阴虚、肾气不固及肾精不足等类型，主要表现有腰膝酸软、眩晕耳鸣、精神不振、性功能减退等。前列腺炎是多种原因引起的一种临床综合征，主要表现有尿频、尿急、尿不尽、会阴部疼痛、性功能障碍等。本例患者的表现不能排除肾虚和前列腺炎，但不能简单地把肾虚和前列腺炎归罪于自慰。

自慰也是一种性生活方式，是性欲的正常宣泄，是对男女性生活的一种补充，尤其是对于没有性伴侣者。对于一个正常男性来说，适度自慰是可以的。有研究显示，规律的自慰（每周1次）对前列腺炎有治疗作用，但过度自慰对身体有害。本例患者就属于过度自慰。过度自慰会对神经系统、性腺、性器官造成过度刺激，引起身体疲倦、腰酸腿软、精神萎靡、性欲减退、早泄、遗精、不射精等症状，严重时可导致神经衰弱。前列腺等性腺和性器官反复充血还会导致慢性前列腺炎、生殖功能障碍等疾病，但自慰的"度"因人而异，没有明确的统计数据。一般认为，个体自慰后没有不适，且精神、生活、工作不受影响，就不算过度，也不会对身体造成危害。

（郑　涛　郑州大学第一附属医院；

王祖龙　河南中医药大学第一附属医院）

27 | 自慰会导致精索静脉曲张吗?

问题:

我在体检时发现精索静脉曲张,但之前未感觉到不适,请问该病严重吗? 自慰会导致该病吗?

回答:

精索静脉曲张是男性非常常见的疾病,在所有男性中约占15%,在不育男性中约占30%。

人体的血管大体分为 2 类,即动脉和静脉。动脉是将血液从心脏运输到各个器官,器官将动脉血中的氧分利用后变成含废物的静脉血,由静脉输送回心脏。睾丸的静脉有 3 种,分别为精索内静脉、提睾肌静脉和输精管静脉。精索静脉曲张指的是精索内静脉的迂曲、扩张。

严重的精索静脉曲张,患者可以在阴囊表面看到蚯蚓样的条索状突起,而中度和轻度的精索静脉曲张需要医生检查患者阴囊的情况才能发现。

自慰并不会导致精索静脉曲张。精索静脉曲张是一种因为人类的直立姿势而出现的疾病。因为直立,精索静脉是由低往高走的,它必须克服血液的重力影响将其往上运输。为了克服重力,

男性健康管理

正常的静脉内有静脉瓣，静脉瓣的作用就是保证血液只朝一个方向走。一旦静脉瓣出问题了，血液的重力就会对静脉壁产生更大的压力，使静脉出现迂曲、扩张，而静脉的迂曲、扩张又进一步影响了静脉瓣的功能。此外，由于左侧精索内静脉是呈直角汇入左肾静脉的，因而左侧精索内静脉会承受更大的压力，故大部分精索静脉曲张发生在左侧。

（欧阳斌　广州市第一人民医院）

28 | 精索静脉曲张会影响生育吗？是否需要手术？

问题：

我结婚 2 年多，妻子未成功受孕，我去医院检查后被诊断为左侧重度精索静脉曲张伴精子质量差，药物治疗后不见效，请问精索静脉曲张会影响生育吗？我是否需要进行手术？

回答：

影响本例患者生育能力的主要因素是精子质量。精子是由睾丸生产的，精索静脉只是睾丸血液回流到心脏的管道。精索静脉曲张表面上是精索静脉的迂曲、扩张，而本质上是里面的血流变得缓慢，甚至反流。

精索静脉曲张为进展性疾病，短期内可能无大的影响，但长此以往，势必影响睾丸的正常运作。精索静脉曲张首先影响的是精子的产生，这也是不育男性中精索静脉曲张更常见的原因。随着病情进展，雄激素的产生也可能受到影响，此时患者的生育功能就更差了，严重者还可能出现睾丸萎缩。

并不是所有的精索静脉曲张都需要进行手术。严重的精索静脉曲张、伴有疼痛症状和精液质量下降的精索静脉曲张，需要手术治疗。手术治疗的原理是结扎病变的静脉，让睾丸的血液从正常的静脉回流，同时也消除反流对睾丸造成的不良影响。

精索静脉曲张的手术方式有很多种，大体分为传统的精索静脉高位结扎术、经腹腔镜精索静脉高位结扎术及显微镜下精索静脉结扎术。显微镜下精索静脉结扎术对精液的改善具有更好的效果和更低的复发率，但对医院的条件和术者的操作技术有更高的要求。上述手术方式各有其优缺点和适应证，术者会根据患者的病情及医院条件来制订具体的治疗方案。

（欧阳斌　广州市第一人民医院；
刘贵华　中山大学附属第六医院）

29 | 精索静脉曲张不做手术，可以采用药物治疗吗？

问题：

我最近准备结婚，婚检时发现精索静脉曲张，有时睾丸会有下坠的感觉，我不想做手术，请问可以采用药物治疗吗？

回答：

并非所有的精索静脉曲张都要进行手术，其他方法也可以改善病情。

第一，是戒烟。吸烟容易让静脉瓣功能受损，导致血液反流，加重静脉曲张。

第二，可以适当吃胖点，但仅对体形非常瘦长者适用。这是由于左侧精索内静脉是流入左肾静脉的，左肾静脉要穿过2根血管的夹角，而体形瘦长者这2根血管的夹角会比较小。

第三，不能穿太宽松的内裤。内裤太宽松容易加重精索静脉曲张。此外，大便时用力会增加腹压，让精索静脉的血液反流，故患者也要尽量避免大便时太用力。

如果上述方法都没用，患者可以进行药物治疗。有些药物可以通过改善静脉壁的弹性和收缩功能改善曲张。患者应去正规医院找男科医生看诊并用药，但药物治疗只能改善静脉功能，不能根本解决曲张。如果药物治疗效果不佳，还是建议患者进行手术。

（欧阳斌　广州市第一人民医院；
刘贵华　中山大学附属第六医院）

男性健康管理

第 6 章

壮年期（25~44岁）相关问题

30 | 男性在备孕期间需要注意哪些问题？

问题：

我今年 33 岁，和妻子备孕近 2 年了，性生活也很规律，但妻子一直未成功受孕，请问是什么原因导致的呢？男性在备孕期间需要注意哪些问题？有哪些因素会影响男性生育？

回答：

首先，男性应该了解不育的诊断标准。根据世界卫生组织（WHO）2000 年对男性不育的表述，夫妻双方未采取任何避孕措施，正常性生活 12 个月以上妻子未成功受孕，且不孕是由男方因素造成的，称为男性不育。当夫妻备孕超过 1 年仍未成功，双方均应到医院检查引起不孕不育的具体原因。

男性的生殖环节为正常的内分泌系统→睾丸正常的生精功能

→正常的生殖道→正常的性生活。因此，男性不育的诊治也应该从这几方面着手。

毫无疑问，男性想要生育孩子，第一要素是拥有一份质量好的精液。正所谓"巧妇难为无米之炊"，所有不育男性都应进行精液的常规检查。

此外，男性还应了解影响精子质量的不良因素，在工作和生活中进行相应的防范。

首先，保证充足的睡眠和适当的运动，避免过度劳累和长时间久坐，注意劳逸结合，拥有规律的性生活和积极、乐观的心态。

其次，在生活和工作中，应尽可能戒烟、酒，避免化工污染、高温、重金属和高辐射，做好职业防护。

最后，若男性患有明确导致不育的疾病，如精索静脉曲张、隐睾、内分泌异常、生殖道炎症等，应及时到正规医院的男科或泌尿外科进行相应治疗。

备孕，从来都不是女方一个人的事，毕竟胚胎是由男性精子和女性卵子结合形成的，男性朋友也应重视。男性的精子质量越高，女性妊娠的概率就越大，胚胎质量也会越好，可以说精子质量在很大程度上决定了妊娠的可能及其结局。

（李　焕　钟玉城　佛山市妇幼保健院）

31 | 患了前列腺炎，生活中有哪些注意事项？

问题：

我今年 29 岁，小便时总感觉尿不尽，有时出现尿分叉，偶尔有轻微的小腹疼痛，很少有晨勃，不时有耳鸣、腰酸症状，性生活不和谐，时间很短，请问是患了前列腺炎吗？生活中有哪些注意事项？

回答：

前列腺炎是病原体感染或非感染性因素所致的前列腺炎症，从而引起局部或全身症状。主要表现：①排尿异常，如尿频、尿急、尿痛、尿等待、尿不尽、尿滴沥、尿末滴白（或大便后滴白）、排尿困难、夜尿增多等。②疼痛不适，如下腹部、会阴部、腰骶部及阴囊的隐痛、坠痛、胀痛等。③性功能障碍，如性欲减退、勃起功能障碍、射精痛、不射精、早泄等。

男性了解了前列腺炎的常见临床表现后，可以进行自查，做到早期发现。当然，男性要明确是否真的患有前列腺炎，还需要接受专科医生的详细检查，可能做的检查项目有前列腺液常规、前列腺彩超及一些排除其他疾病的检查。正确、正规的治疗是治愈前列腺炎的前提。

此外，注意饮食和日常生活起居方面的禁忌是预防和治愈前列腺炎的关键。①饮食方面：患者应忌酒，忌辛辣刺激的食物；保持膳食平衡，粗细搭配，多食用富含维生素、抗氧化剂、锌制剂的新鲜蔬菜（如胡萝卜、西红柿等）、水果（如苹果、橘子等）、海产品（如海带、虾等）、坚果（如花生、核桃仁等）和茶叶等。②日常生活和起居方面：患者应忌烟；注意每天清洗尿道外口，包皮过长、包茎者每次排尿后勿在尿道外口残留尿液；会阴部应保持适宜温度，忌受寒、高温和潮湿，内衣以宽松透气、吸汗、保暖为宜；忌久坐、久骑车，忌过度劳累；规律性生活，避免忍精不射和频繁自慰，以免引起前列腺过度充血；每天适度运动等。

据报道，精神因素可通过交感神经引起膀胱、尿道、盆底肌肉的功能失调，从而诱发前列腺炎或导致前列腺炎的症状加重。还有研究证实，心理治疗对前列腺炎具有一定疗效。因此，保持良好、积极的心态对治疗前列腺炎具有一定帮助。

综上所述，前列腺炎痊愈=正确的前列腺炎认知+正规的治疗+严格的饮食和生活起居方面的禁忌+积极的心态。

（郑　涛　郑州大学第一附属医院；

王祖龙　河南中医药大学第一附属医院）

男性健康管理

32 | 前列腺炎患者能不能过性生活？

问题：

我今年 35 岁，结婚多年，最近确诊了前列腺炎，听说该病治愈前不能过性生活，请问是真的吗？

回答：

前列腺液是精液的重要组成部分，射精将同时排出前列腺液。此外，前列腺炎不是单一类型的疾病，而是一组以骨盆区疼痛和排尿异常为主的临床症候群，根据检查分为 4 种类型。

I 型前列腺炎，又称急性细菌性前列腺炎，是一种由细菌引起的急性细菌性尿路生殖道感染。患者常伴有发热、会阴部疼痛、尿痛、排尿困难等症状，甚至发展为前列腺脓肿。由于性生活会使前列腺内充血和增加其内部压力，可能会导致细菌扩散，加重感染，故该病治愈前应避免性生活，同样也禁忌行前列腺按摩。

II 型前列腺炎，又称慢性细菌性前列腺炎，是由细菌引起的慢性细菌性尿路生殖道感染。患者反复出现排尿异常、骨盆区疼痛等症状，不伴发热，病原微生物检查提示细菌阳性。对于这类患者，排出前列腺液时也能排出细菌和炎症因子，减轻感染和炎症反应，对于疾病的康复有积极作用。需要注意的是，由于前列腺液中的细菌可能在性交后引起女方出现妇科感染，患者应避免不戴避孕套的性生活，可选择戴避孕套性生活、自慰或前列腺按摩等方式排出前列腺液。

Ⅲ型前列腺炎，又称慢性非细菌性前列腺炎或慢性盆腔疼痛综合征，是最常见的前列腺炎类型，并非由感染引起，病原微生物学检查提示阴性。此类患者的症状类似于Ⅱ型前列腺炎。对于这类患者，射精或前列腺按摩能帮助排出前列腺内的炎症因子，促进前列腺炎的缓解，同时由于精液中不存在感染原，可以进行性生活。

Ⅳ型前列腺炎，又称无症状性前列腺炎。患者没有临床症状，仅在检查时发现前列腺炎证据。一般无须治疗，也不影响性生活。

综上所述，患了前列腺炎能不能性交取决于前列腺炎的类型，请患者咨询正规医院的泌尿外科或男科医生，接受规范的诊疗。

（易　翔　香港大学深圳医院）

33 | 吸烟多了会导致勃起功能障碍吗？

问题：

我 40 多岁了，平时生活比较规律，除了吸烟，无其他不良嗜好，最近性功能越来越差，有时无法勃起，请问这种情况与吸烟有关系吗？

回答：

本例患者的情况属于勃起功能障碍。

勃起功能障碍与很多原因有关，如心理因素、劳累、器质性因素等。那么吸烟与勃起功能障碍有什么关系呢？据报道，动脉硬化、糖尿病、高血压是发生器质性勃起功能障碍的重要危险因素，而吸烟是动脉硬化、糖尿病、高血压等疾病的重要危险因素，这是吸烟对勃起功能障碍的间接影响。

那么吸烟是否对勃起功能障碍有直接影响？答案是肯定的。全球有多项研究发现，无论是主动吸烟的男性还是被动吸烟的男性，其发生勃起功能障碍的概率是同年龄段不吸烟男性的 2 倍，且与吸烟量和吸烟时间呈正相关关系，说明吸烟时间越长、吸烟量越大，发生勃起功能障碍的风险越高。

为什么吸烟会导致勃起功能障碍？据报道，个体长期大量吸烟，香烟中的多种有害物质在人体内积累，干扰睾丸微循环的物质交换，导致睾丸水肿、淤血及变性坏死。当然，这种变化肉眼是看不到的。吸烟量越大、吸烟时间越长，对睾丸的影响越严重。当睾丸发生这种变化时，男性的生精能力下降，激素水平改变，特别是雄激素水平下降会影响男性正常的性欲和勃起功能。此外，吸烟还会导致阴茎血管发生损伤，引起海绵体的血流减少，使阴茎难以增粗、变硬，导致勃起功能障碍。

停止吸烟后勃起功能障碍会好转吗？目前，很多研究发现，有吸烟史者发生勃起功能障碍的概率明显低于正在吸烟者。并且，戒烟可以明显改善动脉硬化、糖尿病、高血压等疾病的预后，减少肺癌的发生率，故戒烟永远不晚。

对于本例患者，建议其至正规医院就诊，详细检查引起勃起功能障碍的原因，进行针对性治疗。

（葛南海　东莞市厚街医院）

34 ｜ 睡眠问题也会影响性功能吗？

问题：

我今年 25 岁，以前每天和朋友"胡吃海喝"，甚至通宵玩游戏，性功能也很好，但现在勃起困难，到医院检查后发现睾酮水平明显降低，夜间勃起也减弱了，请问经常熬夜也会影响性功能吗？

回答：

熬夜会导致视力下降、精神萎靡、头晕、注意力不集中，甚至神经衰弱、高血压、癌症，也会影响性功能，男性应避免熬夜。

那么熬夜为什么会影响性功能？首先，熬夜会导致雄激素水平下降。男性的雄激素主要由睾丸产生，而睾丸产生的雄激素是在大脑无意识的指挥下工作的，熬夜（或睡眠质量差）导致大脑发出的命令出了问题，引起雄激素水平下降，进而影响性欲。雄激素水平低下，性功能自然受到影响。此外，在睡眠中，男性会有夜间勃起，这其实是在给生殖器提供新鲜血液，如果男性长期睡眠不好，没有夜间勃起，性功能也受其影响。

在睡眠状态下，大脑还指挥睾丸产生精子。若担负男性生育使命的精子产生受损，生育能力自然会下降。

此外，熬夜还会影响膀胱、前列腺的平滑肌，使其不自主地收缩，导致尿频，而男性夜间尿频又会降低睡眠质量，如此便进入一个恶性循环。

中国古代计时使用十二地支（子、丑、寅、卯、辰、巳、午、未、申、酉、戌、亥）。子时（晚上 23：00 至凌晨 1：00）是一天的开始，此时进入睡眠会让男性从身到心都获得良好的休息，恢复精力和性功能。

（欧阳斌　广州市第一人民医院；

刘贵华　中山大学附属第六医院）

35 加强运动能改善勃起功能吗？

问题：

我今年 36 岁，前阵子工作忙，压力比较大，近期性生活时感觉力不从心，硬度不佳，还容易中途疲软，抽血检查了性激素、血脂、肾功能、肝功能等指标，还做了夜间勃起功能监测，结果示肝功能差，但性激素水平没有问题，夜间也存在 3 次有效勃起，医生建议我多做运动，请问加强运动能改善勃起功能吗？

回答：

本例患者的情况应该是短期劳累、压力大引起的，临床可以先观察，同时注意调整好心态，晚上 11 点前上床睡觉，加强运动。运动是改善性功能的一剂良药，也是男性健康的"万金油"，可以从头到脚解决男性的很多问题。

首先，运动可以让人心情愉悦。适度运动后，男性会感觉精力充沛，大脑清醒。现在有些人把运动称为身体的"冥想"，意思是个体在运动中可以更好地感受自己的身体，释放自己的负面情绪。

其次，运动对心脏和血管有益。运动后，心跳会加快，血流

男性健康管理

▶ 60

也随之加快，让全身的细胞都得到滋养，同时血管壁也受到冲刷，血管更通畅，阴茎的血供也会得到改善。随着经济的发展，人们的生活条件大大改善，普遍存在营养过剩的情况，运动可以燃烧过剩的营养，改善胰岛素抵抗，让血管更有弹性。

最后，运动可提升睾丸的功能。合适时间的有氧运动和一些无氧运动，可以很好地提高男性体内的雄激素水平。雄激素是维持性功能的重要激素，雄激素水平正常，性功能也会恢复正常。

（欧阳斌　广州市第一人民医院）

36 偏方"壮阳"可信吗？

问题：

我今年30多岁，患有严重的早泄，和妻子感情不和谐，我偷偷吃过壮阳药，但还是不管用，目前找到一个偏方，将生韭菜和去皮的生姜切碎后榨汁服用，请问这类偏方有用吗？

回答：

正常情况下，这类偏方是没什么效果的。

目前，早泄的发病率很高，但大部分患者没有器质性疾病，也不属于肾虚，而是阴茎头敏感和"5-羟色胺"神经递质紊乱。引起阴茎头敏感最常见的原因是包皮过长、包茎，解决这个问题的主要治疗方法是手术，但有些患者术后早泄问题仍得不到改善。现代医学发明了男科治疗仪，结合超高清视频眼镜，可以通过反复物理摩擦的方法降低阴茎头的敏感性，患者也可以在阴茎局部涂抹快速起效的麻醉药，但这往往会降低部分性快感。临床还有治疗早泄的药物，能够抑制大脑的兴奋，延长性生活时间。此外，患者还可以找正规医院的中医师进行调理。切记，不要盲目使用偏方。

（齐进春　河北医科大学第二医院）

37 经常腰痛且性功能差，是不是肾虚？

问题：

我经常腰痛，性功能也较差，请问是不是肾虚？

回答：

肾虚，通俗来说就是肾的功能变弱了，但首先要明确的一点是，中医学概念中的"肾"与现代解剖学概念中的"肾"是有区别的。

中医学概念中的"肾"要比现代解剖学概念中的"肾"范围广泛得多。例如，在现代解剖学中，睾丸、卵巢的功能都被归入中医学概念中的"肾"中。中医学概念中的"肾"除了与现代解剖学概念中的"肾"有相似的"主水"作用外（"主水"在这里可以理解为主要作用是调节机体的水液代谢），还具有"主藏精""主纳气"的功能。因此，中医学概念中的肾虚就是指肾的主水、主藏精、主纳气功能变弱了。

以"肾主藏精"为例，是指肾通过贮藏"精"这种物质来维持和保障人体的生长发育、生殖及脏腑气化等生理功能的正常运行。若人体发生肾虚，那么就无法维持和保障这方面功能的正常运行，进而表现为早衰、性功能低下、生长发育迟缓、原发性不育不孕等。

在中医学理论中，根据患者症状的不同，肾虚可进一步划分为肾气虚、肾阳虚、肾阴虚等类型。肾阳虚和肾阴虚涉及了中医学的阴阳概念。中医学将肾中起到温煦、推动、兴奋等作用的功能归为肾阳，如肾在保障男性性功能活跃、性欲强盛方面的作用就是肾阳的作用。男性可以想象一下，肾阳就如同一个小太阳，正常情况下温煦着大地。如果有一天，这个太阳的功能变弱了，会出现什么情况？那就是大地接收不到足够的阳光，变冷了。因此，肾阳虚患者就会出现一些"寒"的症状，如性欲下降、神疲乏力等。同样，男性可以将肾阴想象为一条流淌在大地上的小溪，若水少，则地面会变得干涸，温度也会升高。因此，肾阴虚患者会出现一些"热"的症状，如心烦、易怒、咽干、性欲亢进、遗精、早泄等。

（翁治委　广州中医药大学第一附属医院）

38 | 中医治疗肾虚具体有哪些方法？

问题：

我今年 40 岁，性功能较差，听说这是肾虚，请问中医有什么方法可以补肾？

回答：

中医讲求辨证论治，不同的肾虚类型有不同的治疗方法，但很多患者没有去医院求诊，只是根据几个症状判断自己肾虚，就立刻采用补阳的方法进行治疗，如使用药酒、食疗（食用动物鞭类等）等，这是不正确的。临床上，肾虚可分为肾气虚、肾阳虚、肾阴虚等类型。其中，肾阴虚患者是不适合通过补阳的方法进行治疗的。补阳在中医学中归属于补益法。

中医针对不同的肾虚类型，有不同的补益法。对于肾阳虚，侧重补肾阳；对于肾阴虚，侧重补肾阴，但"侧重"并非只补肾阳或只补肾阴。因为在中医的补益法中，讲究的是阴阳调和，并非是缺什么补什么。比如，肾阴与肾阳的关系就像一个是锅中的水、一个是烧火的柴，如果只是一味地补阳，就像往火里不断地添柴，但不及时加水，锅里的水就烧干了。这提示一味地补阳是错误的。人体的正常状态是阴阳调和，故中医在进行补益时亦会顾护人体的阴阳平衡，补阳时顾护阴液，滋阴时保护阳气。

不同肾虚类型的常用治疗方法：①肾阳虚，方剂有肾气丸、右归丸、右归饮等；食疗方有五指毛桃淮山药煲瘦肉汤、枸杞子羊肾粥、杜仲腰花等。②肾阴虚，方剂有六味地黄丸、左归饮、一贯煎等；食疗方有生地黄鸡、黄精天冬瘦肉汤等。③肾阴阳两虚，方剂有地黄饮子、龟鹿二仙胶等；食疗方有黄芪枸杞子猴头菇汤等。除了常用的方剂或食疗方，针灸（针刺、艾灸）亦可用于治疗各种类型的肾虚。患者可在正规医院中医师的指导下进行针对性治疗。

（翁治委 广州中医药大学第一附属医院）

第 7 章

中年期（45~59 岁）相关问题

39 年龄大的男性还能生育吗？会不会影响孩子的健康？

问题：

我今年 50 岁，妻子 39 岁，10 年间一直努力生育，2 年前通过中药调理，妻子才成功受孕，但妊娠 8 周时却出现了胚胎停止发育，我们受到了巨大打击，我的年龄越来越大，现在既担心妻子无法成功受孕，又担心受孕后再次出现流产及后代质量不好的可能，请问像我这样年龄大的男性还能生育吗？会不会影响孩子的健康？

回答：

随着二孩政策的开放和社会经济的发展，越来越多的高龄男性（45~59 岁）再次生育。有研究表明，当男性的年龄超过 35 岁，其妻子妊娠早期和妊娠中期的流产率增加。男性 35 岁以后，

男性健康管理

体内的雄激素水平每年平均以约1%的速度下降，相应的精子数量、精子活动力、正常形态精子的百分率均会出现一定程度下降。据报道，随着年龄的增长，受时间和环境的综合影响，男性的生育能力在不断下降（精液质量下降），导致妻子的流产率和新生儿出生缺陷的概率也在增加。精液质量下降可能是造成高龄男性不育的一个重要因素。高龄男性精子细胞的 DNA 水平、染色体水平、表观遗传学水平变化及生殖细胞本身高速的复制频率，使染色体变异和 DNA 突变的概率更高，这可能是影响孩子健康的重要因素。

从生育角度看，男性的生育能力受年龄的影响相对较小，即使年龄超过 60 岁依然有生育的可能，但其新生儿的健康问题却不容小觑。不健康的孩子，对家庭和社会都是沉重的负担。因此，高龄男性生育前需要生殖专科医生给予科学的指导，如备孕前进行精液常规检查、精子 DNA 碎片率检查及遗传咨询。另外，高龄男性可能还需要服用一些药物以提高精液质量，之后再进行试孕。必要时，高龄男性还可以采用辅助生殖技术，增加妻子妊娠的概率，以及降低因高龄而致子代发生某些疾病的概率。

（李　焕　钟玉城　佛山市妇幼保健院）

40 | 人到中年，为何性功能越来越差？

问题：

我今年 45 岁，由于工作的原因应酬较多，压力很大，近期性生活时明显感觉力不从心，请问该怎么办？

回答：

作为人类最复杂的活动之一，性生活几乎需要调用全身所有系统。任何一个系统的功能下降，都会拉低性功能总分。因此，随着年龄的增长，男性性功能下降其实是源于全身各系统功能的衰退。想要一件事物保持"常新"，个体应做到"爱惜"和"勤保养"。对于性来说也是如此，男性一是要尽量远离损害性功能的因素，二是要通过"保养"让各个器官工作在最佳状态。

吸烟、酗酒、超重及"三高"都是性功能"杀手"。在这些因素的作用下，血管受损后变细、狭窄，甚至堵塞，阴茎海绵体老化、变硬，导致阴茎不充血、胀不起来，表现为"硬不起、不够硬、半路软"，这就是勃起功能障碍。随着时间的推移，当心脑血管明显受损时，男性还会出现心脑血管事件。笔者就曾接诊过 13 岁开始吸烟、26 岁就患勃起功能障碍的年

男性健康管理

轻患者，还有 34 岁"硬不起来"、37 岁心肌梗死的中年患者。此外，由于超重及高血脂等因素干扰，雄激素不仅活性下降，还会被进一步转换为雌激素，这就使得大腹便便的男性更容易"清心寡欲"。因此，男性若想保持良好的性功能，应远离这些"杀手"。

据报道，除了保持规律的作息和充足的睡眠外，规律的运动也是维护各系统功能的重要一环。有研究统计，为了保持健康，成人每周应保证累计 150 分钟中等强度（心率 120～130 次/分）的运动，这不仅有利于控制体重、防治"三高"、促进心血管健康，还能促进雄激素分泌、提升性欲、释放精神压力，为性生活营造良好的"硬件"和"软件"基础。

如果上述要求都做到了，中年男性仍力不从心，服用磷酸二酯酶 - 5（phosphodiesterase - 5，PDE - 5）抑制剂（俗称"伟哥"）是安全、有效的办法。该类药物不会损害性功能，也不会上瘾，还不影响生育，并非很多人所误解的"春药""壮阳药"，但男性使用此类药物前应咨询正规医院的男科医生。

（易　翔　香港大学深圳医院）

41 勃起功能变差，与"三高"有关系吗？

问题：

我最近体检时发现"三高"，同时也感觉勃起功能变差，性生活时力不从心，请问与"三高"有没有关系？

回答：

本例患者罹患的是血管性勃起功能障碍。

动脉粥样硬化性心脑血管疾病、高血压、糖尿病、高脂血症、吸烟等均是血管性勃起功能障碍的病因。它们的共同病机为早期先导致血管内皮功能障碍，逐渐发展至动脉内粥样斑块形成，进而导致动脉硬化、动脉管腔逐渐狭窄，最终引起动脉供应的器官组织缺血、缺氧，发生功能障碍。而当双侧阴部内动脉及其分支发生阻塞时，会导致阴茎海绵体动脉供血障碍，阴茎因供血不足出现勃起功能障碍。如果把血管比作家中的自来水管，脂质斑块比作水管中生的锈，动脉硬化时管腔变窄，勃起功能障碍发生的机制就相当于水龙头内壁锈迹斑斑，长期不清除导致水管径逐渐变小，那么水流当然也会越来越小，最终导致需要灌溉的花草因为缺乏水分而旱死。

血管性勃起功能障碍包括静脉性勃起功能障碍。此外，糖尿病、阴茎白膜破裂、阴茎硬结症、先天性海绵体发育不全、白膜纤维化等可导致阴茎白膜闭塞功能障碍。此时，阴茎就像一个漏气的气球，虽然能够勃起，但是无法维持勃起且会很快疲软。

总之，勃起功能障碍只是健康出现问题的一个信号。男性在心脑血管疾病的早期阶段，往往以勃起功能障碍作为首发或唯一症状来就诊，故血管性勃起功能障碍完全可以作为男性健康的预警信号，成为男性健康的"风向标"和"晴雨表"。

（陈　鑫　河南省人民医院）

42 浑身没力气、易发脾气，是进入男性更年期了吗？

问题：

我今年50岁，最近总感觉浑身没力气，还容易发脾气，听说男人也有更年期，请问我属于这种情况吗？

回答：

男性更年期是指男性由中年期过渡到老年期的一个特定时期，它是以男性体内激素水平、生化环境、心理状态变化由盛至衰为基础的过渡期。

"男性更年期"这一概念最早可追溯到1813年，英国医生哈福德在一篇论文中首次提出"男性更年期疾病"。20世纪30年代末，随着各种睾酮制剂治疗更年期男性的案例报告出现，美国圣路易斯大学医学院的沃纳教授发表了题为"男性更年期"的临床报道，首次对"男性更年期"有了较为明确的定义。他指出，男性更年期的年龄比女性略晚，通常在48~52岁，表现为性能力和性欲下降、紧张、易怒、情绪易波动、记忆力下降、注意力不集中、兴趣缺乏、渴望独处、沮丧、消沉、心悸、疲惫、睡眠障碍等，严重程度因人而异，甚至有少数自杀案例。

1945年，沃纳教授对男性更年期的症状进行了更加详细的定义，将男性更年期的症状划分为三大症候群：①神经症状，如紧张、易怒、睡眠障碍、手足麻木、头痛、记忆力下降、注意力不集中等。②循环系统症状，如面红、心悸、手足发凉、眩晕等。③一般症状，如疲劳、莫名疼痛、性欲和性功能下降、便秘等。

之后，医学界经过数十年的讨论，1994年奥地利泌尿学会提出了用"中老年男性雄激素部分缺乏综合征"来取代"男性更年期综合征"。此次会议将男性更年期综合征的定义上升到了更高的层次，具体定义为"体内睾酮水平部分降低或靶器官对睾酮或其他代谢产物的敏感性降低的一种临床状态，可引起体力降低、健康水平、性功能及代谢方面变化，对肌肉、骨密度、脂代谢和认知功能等产生不良影响"。2002年，国际相关权威组织再次讨论，决定以"迟发性性腺功能减退症"来替代"中老年男性雄激素部分缺乏综合征"。

（翁治委　广州中医药大学第一附属医院）

43 | 中年男性压力大，该如何调理身体？

问题：

我今年52岁，近2年感觉压力很大，上有老，下有小，外有努力赚钱、频繁应酬的压力，内有满足妻子性需求的压力，现在明显感觉身体大不如前，请问我该如何调理身体？

回答：

男性可以根据自身情况选择相应的方案进行调理。

（1）精神压力：现代医学讲究"心身健康"，精神心理压力过大同样会影响机体的生理功能，而运动则是一个很好的放松精神压力的方式。长期有运动习惯者，可以体会到运动后精神放松、工作充满干劲的感觉。因此，日常缺乏运动、精神压力较大者可以选择一项感兴趣的运动作为放松方式，如快走、慢跑、骑行等。对于缺乏时间者，可以适当配合食疗，如百合粥、酸枣仁粥、甘麦大枣粥等。使用上述方法进行调节后，男性若仍觉得精神压力很大，难以自我调节，还是建议去咨询心理医生的意见。

（2）生育压力：二孩政策放开后，许多中年男性也面临着较大的生育压力。随着生活环境的改变，许多中年男性的精子质量提前进入老年期，中年不育者也越来越多。因此，注重健康的生活习惯很重要，男性应作息规律，尽量做到不熬夜、不吸烟、不饮酒的"三不原则"，保持规律运动，饮食上注重营养均衡，多吃新鲜蔬菜、水果，如抗氧化作用强的番茄、葡萄、胡萝卜等。另外，在中医学的理论中，一些黏腻的食物可以改善精子质量，如鱼胶、鲍鱼等。若中年男性确诊为不育，应在医生的指导下服药。

（3）夫妻性生活压力：工作压力大时，不少中年男性可能回到家倒头就睡。而随着年龄的增长，其性能力也在衰退。此时，良好的体能十分重要。一次夫妻性生活消耗的能量，可能等同于2 km 的慢跑和 200 m 的冲刺。因此，中年男性养成规律运动的习惯十分重要。若条件不允许，中年男性也可选择深蹲、箭步蹲、俯卧撑等运动方式。此时，中年男性在中药、西药相互配合的基础上，再加上良好的生活习惯，能达到标本同治的效果。

（翁治委　广州中医药大学第一附属医院）

第8章

老年期（60岁以上）相关问题

44 心有余而力不足，老年男性如何增强性功能？

问题：

我今年63岁，性生活次数明显减少，且每次性生活时总感觉心有余而力不足，阴茎勃起时硬度差，听说我这种情况是勃起功能障碍，请问老年男性如何增强性功能？

回答：

男性的性功能会随着年龄的增长不断下降，从青春期开始发育，青年期达到顶峰，随后慢慢走下坡路，表现为性交频率逐渐减少、性欲逐渐减退。因此，男性的性功能随着年龄的增长减退是一种自然规律，不过这种规律在不同的人中略有不同，有人来得早点，有人来得迟点。

至于"心有余而力不足"的情况，说明咨询者的性欲尚可，只是阴茎勃起功能减退了，阴茎勃起硬度不佳，临床上属于勃起功能障碍。导致勃起功能障碍的原因有很多，各种原因之间也相互影响、错综复杂，简单地将男性的阴茎比作一辆汽车：第一，阴茎的勃起需要男性睾丸分泌足够的雄激素，就像汽车的启动需要汽油一样，如果雄激素缺乏，阴茎是无法勃起的，这种情况往往会同时合并性欲下降；第二，阴茎的勃起需要良好的血管功能，就像汽车的发动机需要通畅的油路一样，如果油路不通畅，有再多的燃油也不会有良好的动力。因此，充足的雄激素和良好的血管功能是维持阴茎勃起的两大基本因素。

随着年龄的增长，尤其是男性进入老年期后，睾丸分泌的雄激素会生理性减少。另外，老年人可能由于合并糖尿病、高血压、高脂血症、超重等因素，阴茎血管的条件也随之受到损害。雄激素水平下降和阴茎血管受损导致很多老年男性发生勃起功能障碍。

对于勃起功能障碍的治疗，西医也是从以上 2 个方面入手，让患者补充雄激素和规律服用改善血管内皮功能的 PDE-5 抑制剂（如西地那非、他达拉非等）。但补充雄激素有一定风险，主要是增加前列腺癌的发生风险，患者要在医生的指导下服用。同时，患者也要积极治疗糖尿病、高血压等慢性疾病。

（罗道升　东莞市人民医院）

45 | 为什么有些老年男性精中带血？

问题：

我今年 68 岁，性功能大不如前，性生活的频率也明显减少，每月 1~2 次且质量不高，上周好不容易进行一次性生活，发现射出来的精液呈暗红色，射精时还感觉轻微疼痛，请问这是血精吗？应该做哪些检查或治疗？

回答：

老年男性发生性功能减退是一种生理现象，本例患者每月能维持 1~2 次的性生活频率是较好的表现。

构成男性精液的成分除了人们熟悉的精子外，还包括男性附属性腺的分泌物，如附睾液、精囊液、前列腺液等。精液中，精囊液和前列腺液占 80%~90%。正常情况下，男性的精液是乳白色或微黄色的。如果精液呈红色或暗红色，说明精液内有血液成分，称为血精。血精中的血液来自附属性腺毛细血管破裂，最多见的是精囊腺来源。精囊腺有 2 个，左右各一，像个袋子，只有一个开口到精囊管，精囊液随射精动作射出体外。精囊的袋状囊性结构决定了其容易发生炎症。因此，血精最常见的病因是精囊炎，占 95%以上。精囊肿瘤也可导致血精，但临床少见。

　　精囊炎导致的血精除了精液是红色的外，有时还会合并射精疼痛。血精常见于 2 种人群：①老年男性，因为长时间没有性生活，精囊液不能及时排空，时间久了就容易引发炎症，这个道理与"流水不腐，户枢不蠹"相似。②年轻男性，因为性生活过于频繁，附属性腺充血，也容易诱发血精。本例患者的情况属于第 1 种。

　　男性发现血精后，先不要着急、紧张，因为它基本上是由精囊炎（一种良性疾病）导致的，精囊炎的检查也很简单，男性应到正规医院做经直肠彩超，彩超下可以比较清楚地看到精囊结构改变、精囊体积增大、精囊内有血块、精囊壁增厚等，如果怀疑有结节，男性则需要行精囊腺磁共振成像排除精囊肿瘤。

　　血精的治疗要因病因而定，精囊肿瘤需要手术切除，精囊炎的治疗方法主要有 3 种：①合理性生活，男性既不能禁欲也不能纵欲，性生活或排精次数因人而异，精力旺盛的年轻人每周 1 次，而性功能减退的老年人每月 2 次。②足疗程抗生素治疗，多选用喹诺酮类抗生素（如左氧氟沙星等），疗程为 4~6 周，同时可以配合一些松弛平滑肌的药物（如坦索罗辛等），也可以辅助使用一些具有清热利湿功效的中草药。③如果药物治疗及性行为治疗无效，或血精反复发作，患者可以行精囊镜检查，冲洗干净精囊腔，效果较好。

　　综上所述，本例患者的精液呈暗红色是血精的表现，射精有疼痛，多考虑精囊炎，建议至正规医院就诊，完善精囊彩超或磁共振成像，确诊为精囊炎后在专科医生的指导下进行规律、足量、足疗程的药物治疗，量力进行性生活。

（罗道升　东莞市人民医院）

46 | 前列腺钙化需要治疗吗？

问题：

我今年63岁，体检时泌尿系统彩超提示前列腺钙化，请问什么是前列腺钙化？它是怎么形成的？有什么危害？没有症状，需要治疗吗？不治疗会癌变吗？

回答：

前列腺钙化俗称前列腺结石，多散布在前列腺包膜与前列腺组织的平面之间，它不是肿瘤组织，也不是前列腺肿瘤的表现。前列腺钙化与肾结石、输尿管结石不一样，它不会对尿路造成梗阻，对人体没有危害。

前列腺钙化的形成原因比较复杂，目前还不是非常明确。有研究表明，其病因是前列腺腺管堵塞造成前列腺液不能及时排出，久而久之就沉积下来形成钙化。也有研究认为，前列腺钙化是前列腺炎的表现之一，说明机体以前患过前列腺炎。

前列腺炎是男性非常常见的疾病。有调查发现，80%~90%的男性在一生中患过前列腺炎，中青年男性是高发人群，到了老年期就表现为前列腺钙化。前列腺炎并不可怕，其绝大多数是无菌性的，也没有任何症状，有些男性甚至不知道自己患过前列腺炎，故也谈不上治疗。有研究认为，无任何症状的无菌性前列腺炎无须治疗；前列腺钙化是前列腺炎的终末表现，没有任何症状的前列腺钙化也无须治疗。

那么前列腺钙化是否会导致癌变？答案是否定的。目前，很多不良诊所甚至专科私立医院会歪曲事实，故意引导患者认为前列腺钙化如果不治疗会演变成前列腺癌，骗取大量过度检查和没必要的治疗费用。广大男性朋友需要慎重选择医院，以免给自己的健康和财产造成损害。

（罗道升　东莞市人民医院）

47 | 为何肠管会掉入阴囊内？

问题：

我今年 77 岁，近几年来排尿费力、不顺畅，今年发现阴囊增大了许多，到医院检查后确诊为疝气，医生说肠管掉入了阴囊内，需要手术，还建议我到泌尿外科就诊，先治疗前列腺增生，说我患疝气是前列腺疾病导致的，请问是真的吗？

回答：

本例患者的疝气的确是前列腺疾病导致的。

疝气又称"小肠气"，顾名思义是小肠"生气"了，跑到了它不应该去的地方，根据小肠从哪里跑出来的位置命名，最常见的是腹股沟斜疝和直疝，因为腹股沟区是腹壁比较薄弱的地方。腹股沟斜疝是指小肠或其他腹腔内容物经过腹股沟管进入阴囊，表现为阴囊明显增大。

疝气形成的条件主要有2个：①长期慢性腹压升高；②腹壁肌层结构薄弱或松弛。任何造成上述2个条件的因素都可以导致疝气，故疝气的形成原因比较复杂。因为随着年龄的增长，老年男性的全身肌肉会萎缩、松弛，肌张力下降，尤其是人体的某些薄弱区（如腹股沟区）更明显。另外，老年男性往往合并慢性咳嗽、慢性便秘及前列腺增生导致的排尿困难，这些因素的共同特点是会导致腹压升高。久而久之，由于腹压升高，小肠等腹腔内容物就会从腹壁最薄弱的地方突出来，掉入阴囊就形成了腹股沟斜疝。本例患者的阴囊增大，就是因为长期排尿困难、排尿费力导致腹压升高，加上腹壁生理性松弛、变薄，最终导致小肠等组织掉入阴囊。

腹股沟斜疝是需要治疗的，但是"擒贼先擒王"，治病要治疗疾病的源头，不然就是治标不治本。如果先治疗腹股沟斜疝而不解决排尿困难，手术就容易失败，疝气容易复发。因此，本例患者的疝气是前列腺增生导致的，需要先治疗前列腺增生。

（罗道升 东莞市人民医院）

48 患了前列腺增生，需要服药或手术吗？

男性健康管理

问题：

我今年 68 岁，近 2 年来每晚有 2~3 次夜尿，每次尿量不多，白天大小便需要等待，还有尿线细、射程不远等症状，有时出现尿末滴沥，上周到医院体检，彩超示前列腺体积明显增大，诊断为前列腺重度增生，请问我这种情况是服药还是进行手术？

回答：

本例患者是比较典型的前列腺增生。

前列腺增生是老年男性的常见疾病。男性 40 岁后易发生前列腺增生，前列腺逐渐增大，一般要到 60~70 岁才开始出现症状，多表现为夜尿增多、排尿等待、尿线变细、排尿无力、尿末滴沥等，即进行性排尿困难。

临床上，并不是前列腺增生患者的前列腺体积越大排尿困难就越明显，故前列腺增生的治疗选择不是看前列腺的体积。本例患者的症状描述和彩超报告就证明了这一点，症状较轻，但前列腺增生达到了重度。

泌尿外科医生常采用国际前列腺症状评分（IPSS）量表及生活质量（QOL）量表来判断前列腺增生患者的病情。IPSS量表是目前国际公认的判断症状严重程度的最佳手段。QOL量表是了解患者对自己目前下尿路症状（尿频、尿急等）水平的主观感受，分数越高，表示受困扰越严重。

综上所述，本例患者目前的症状不严重，属于轻、中度，可以观察，改善措施包括：①接受正确的健康知识教育。②调整生活方式，如饮食避免辛辣刺激的食物、优化排尿习惯、进行合理的液体摄入等。③接受合理的用药指导，避免治疗其他疾病的药物引发排尿困难等。④每6个月或12个月监测1次，评估疾病进展。如果监测过程中患者病情加重，可以先进行药物治疗来改善排尿症状，药物治疗主要使用α-受体阻滞剂（坦索罗辛）和5α-还原酶抑制剂（非那雄胺），以及中药制剂，根据患者的症状联合或单用。

如果患者在用药期间病情进一步加重，达到重度，甚至出现尿潴留、反复尿路感染、反复血尿、反复膀胱结石、上尿路积液、肾功能损害等远期并发症，就要进行手术干预。目前，前列腺增生的手术方式首选微创电切术或剜除术，患者损伤小、恢复快。

49 前列腺增生多年，是否需要手术？

问题：

我今年80岁，72岁时因排尿困难到医院检查，诊断为良性前列腺增生，医生建议进行药物治疗，开始服药期间排尿问题改善良好，近2年来药物的治疗效果不甚理想，排尿困难有加重趋势，但没有出现过尿潴留，上周到医院检查，彩超示前列腺重度增生，我还患有高血压、糖尿病，但目前病情控制良好，请问我是否需要手术？

回答：

前列腺增生是一种进行性疾病，主要的临床表现是进行性排尿困难。前列腺增生的治疗选择取决于患者IPSS量表及QOL量表的评分结果。

IPSS量表是目前国际公认的判断前列腺增生患者症状严重程度的最佳手段，0~7分为轻度症状，8~19分为中度症状，

20~35分为重度症状。一般轻度症状不需要治疗，中度症状可以进行药物治疗，重度症状需要进行手术。

QOL量表是了解患者对自己目前下尿路症状（尿频、尿急等）水平的主观感受，是反映患者受下尿路症状困扰的程度及是否能够忍受，范围在0~6分，分数越高，表示受困扰越严重。除了上述治疗原则外，医生还要根据患者的个体差异进行针对性治疗。

如果患者在药物治疗的过程中IPSS量表和（或）QOL量表的结果显示病情进一步加重，达到重度症状，甚至出现尿潴留、反复尿路感染、反复血尿、反复膀胱结石、上尿路积液、肾功能损害等远期并发症，就要进行手术。

本例患者已达80岁高龄，因前列腺增生进行药物治疗8年，现在出现药物治疗疗效不佳，IPSS量表和（或）QOL量表的结果示病情进一步加重（达重度），虽然还没有出现尿潴留等远期并发症，但是结合年龄及目前的身体状况（高血压、糖尿病），建议行经尿道前列腺微创手术，该手术微创、损伤小、患者恢复快。

（罗道升　东莞市人民医院）

50 | 前列腺增生微创手术会影响性功能吗？

问题：

我今年 70 岁，5 年前因排尿困难到医院就诊，诊断为前列腺增生，曾出现过 1 次尿潴留，现在需要长期口服前列腺增生药物才能稍微顺畅排尿，医生建议我做微创手术，我还患有高血压和肺心病多年，目前病情稳定，听说前列腺是男性的重要腺体，我担心做了前列腺手术会影响我的性功能，因为我还有性生活要求，请问我的担心是多余的吗？

回答：

前列腺增生是一种良性疾病，主要影响的是男性的排尿功能，因为腺体的增生会压迫尿道，造成排尿困难，甚至尿潴留。若患者症状轻微，可以观察，定期随诊；若患者症状达中度，建议进行药物治疗，缓解排尿症状；若患者症状严重，建议进行手术治疗。

目前，前列腺增生的手术方法首选经尿道前列腺电切术或剜除术，属于微创手术，具有患者疼痛小、损伤小、恢复快等优点。但前列腺增生的治疗也要根据患者的具体情况实施个体化的治疗方案。例如，对于年龄较大、服药不方便的患者，即使没有

男性健康管理

达到重度症状，也可以稍微放宽手术指征。因为随着年龄的增大，老年患者全身的基础性疾病增多，会增加手术风险，且前列腺微创手术很少有复发的报道。

本例患者被诊断为前列腺增生5年了，曾经出现过尿潴留，目前虽然在服药的情况下排尿尚可，但年龄较大，且合并高血压、肺心病等慢性疾病，属于高危前列腺增生患者。因此，建议行微创手术治疗。

前列腺的确是男性的重要附属腺体，参与了男性的生育等功能，也与男性的性活动密切相关，但是它与阴茎勃起没有直接关系。因此，手术切除前列腺一般不会影响阴茎勃起，但由于切除了前列腺，也会同时切除精囊管，精液量会明显减少，射精时甚至没有精液射出。另外，有部分患者术后会出现逆行射精，即射精时精液反流至膀胱，之后随尿液排出，但对身体没有影响。因此，本例患者不必担心前列腺微创手术对性功能产生影响。研究表明，有部分患者做了前列腺微创手术后性功能反而比以前更好了，因为前列腺切除后解决了排尿的困扰，精神状态更好了，夜尿少了，睡眠质量更高了，导致性功能变好了。

（罗道升　东莞市人民医院）

51 | 前列腺增生会导致前列腺癌吗？

问题：

我今年 66 岁，上周体检时泌尿系统彩超示前列腺增生、前列腺体积增大、前列腺内有多个小结节，我很担心会不会是肿瘤，目前除了排尿时间延长外我没有其他不适，请问前列腺结节需要治疗吗？不治疗会癌变吗？

回答：

泌尿系统彩超是常规的体检项目，它可以大致显示受检者的泌尿系统是否有结石、肿瘤等病变，前列腺也包含在此体检项目中，主要评估前列腺的形态是否正常、是否增生、是否有其他不良病变（如结节）等。

前列腺增生是老年男性的常见疾病，是一种生理性进展的疾病。男性 40 岁后易发生前列腺增生，增生的速度因人而异，总体是非常缓慢的，一般要到 60~70 岁才开始出现症状，如排尿等待、尿线变细、排尿无力等。前列腺增生一般发生在前列腺的内腺（移行区），病理上是一种良性增生性结节，也有人将其称为良性肿瘤。肿瘤有良性和恶性之分，彩超和计算机体层成像（CT）、磁共振成像（MRI）等影像学检查可以大概区分结节

男
性
健
康
管
理

是良性肿瘤还是恶性肿瘤，但最终的定性需要病理学检查（如切片）才能确诊。一般情况下，本例患者的这种前列腺结节是良性肿瘤，不是前列腺癌，但需要进一步的排除诊断。

最常规的排除诊断方法是抽血查前列腺特异性抗原（prostate specific antigen，PSA），PSA 的正常范围为 0~4 ng/ml，绝大多数前列腺癌患者的 PSA 水平会升高，这也是前列腺癌筛查的必检项目。如果患者的 PSA>4 ng/ml，就需要行进一步的排除诊断，如前列腺 MRI，甚至前列腺穿刺活检。

本例患者体检发现前列腺多发增生性结节，彩超初步提示是良性的，且排尿症状不明显，暂时无须治疗。大量研究表明，良性前列腺增生是不会导致前列腺癌的，它们不是一种疾病的 2 个阶段，彼此之间没有必然联系，但鉴于本例患者正处于前列腺癌的高发年龄，故建议其进一步检查 PSA 水平。

（罗道升　东莞市人民医院）

52 做了前列腺增生手术，为何还要监测前列腺癌？

问题：

我今年 78 岁，去年因前列腺增生做了经尿道前列腺微创手术，术前的血清 PSA 值为 7.8 ng/ml，手术顺利，术后恢复较好，病理报告为"良性前列腺增生"，但是主治医生总是叮嘱我要定期回医院复查 PSA，说要监测前列腺癌，请问前列腺切除后还要监测前列腺癌吗？

回答：

答案是肯定的。从组织解剖学上分析，前列腺按叶分类，分为左、右2叶和前、中、后3叶，共5叶；前列腺按带分类，分为外周带、移行带。前列腺增生发生在移行带，也就是内腺，而前列腺癌多发生在外周带，也就是外腺。可以形象地将前列腺比作一个橙子，移行带（内腺）相当于橙子肉，而外周带（外腺）相当于橙子皮。

前列腺增生手术就是把内腺剜除掉，留下前列腺包膜，而前列腺癌根治术需要把内、外腺全部切除。

本例患者是良性前列腺增生，手术时仅切除了前列腺内腺（增生部分），没有完整切除前列腺，保留了外腺，而外腺是前列腺癌的好发部位，故患癌的风险更高。因此，患者不能简单地认为做了前列腺增生微创手术就是把整个前列腺都切除了，就不会患前列腺癌了，仍需要警惕。并且，本例患者术前的 PSA 水平升高，提示患癌的风险增加，故要按照前列腺癌的预防措施来定期监测，一般每年复查1次血清 PSA 水平。

（罗道升　东莞市人民医院）

53

前列腺特异性抗原水平升高，意味着患了前列腺癌吗？

问题：

我今年65岁，上周体检发现前列腺特异性抗原（PSA）水平升高，达 6.5 ng/ml，听说 PSA 水平升高可能患有前列腺癌，请问是真的吗？我目前没有任何排尿异常症状，接下来该怎么办？

回答：

PSA 由前列腺分泌，一般储存在前列腺内，很少量扩散入血，故正常人的血液中也能检测到少量的 PSA，PSA 的正常范围是 0~4 ng/ml。当前列腺细胞癌变后，癌细胞会产生大量的 PSA 并释放入血，此时血液中就能检测到高浓度的 PSA。当 PSA>10 ng/ml 时，男性患前列腺癌的风险明显增高。PSA 值在 4～10 ng/ml 是个"灰区"，只有 20%～30% 的比例被检测出前列腺癌，本例患者的 PSA 值为 6.5 ng/ml，处于"灰区"，患前列腺癌的风险不高，但需要进一步监测和检查。

目前，PSA 检测前列腺癌的敏感性约为 75%，而特异性仅约 40%。不仅如此，PSA 的检测还受到很多因素影响：①经直肠操作，如肠镜、直肠指检、前列腺按摩等；②经尿道操作，如膀胱镜检查、导尿、前列腺汽化消融等；③泌尿系统感染，特别是前列腺炎；④近期的性生活、尿潴留等；⑤药物的影响，需要特别注意非那雄胺。

前列腺癌的诊断除了 PSA 的筛查外，还要结合其他检查项目，如前列腺磁共振成像、直肠指检及前列腺穿刺活检。前列腺穿刺活检是诊断前列腺癌最有效的手段，医生会根据患者的具体情况决定是否进行前列腺穿刺活检。

目前，本例患者患前列腺癌的风险不高，但需要了解其做此检查时是否有上述影响检测结果的干扰因素，如果没有，应进一步检查，如完善前列腺直肠指检、前列腺磁共振成像、游离 PSA 和总 PSA 的比值（f/tPSA）、PSA 密度（PSAD）等的结果。若有必要，建议本例患者做前列腺穿刺活检，否则应严密随访监测。

（罗道升　东莞市人民医院）

54 做了前列腺癌根治术，会丧失性功能吗？

问题：

我今年 67 岁，体检发现血清 PSA 水平升高，前列腺磁共振成像提示前列腺癌，行前列腺穿刺活检确诊为前列腺癌，医生说属于早期，建议我尽快行前列腺癌根治术，我查询了相关的信息，说前列腺癌根治术可能导致性功能障碍，请问有没有既能根治前列腺癌又能保护性功能的方法？

回答：

因文化差异，西方男性比较开放，在遇到"生命"和"性"的矛盾时，他们往往首先要"性"，东方人比较保守，往往把"生命"放在首位。

前列腺是男性的重要附属生殖腺体，与男性的生育和性功能联系密切，可谓"小器官大作用"。男性性功能的维持除了充足的雄激素和良好的血管功能外，还需要完好的神经系统，主导阴茎勃起的神经叫作勃起神经，它们紧贴于前列腺两侧包膜，走行到阴茎，支配阴茎的感觉和勃起，如果勃起神经受损，则阴茎无法勃起。

前列腺癌往往发生在前列腺的外周带，靠近包膜。早期前列腺癌需要积极治疗，目前的治疗方法是前列腺癌根治术。医生可根据不同的肿瘤分期选择相应的术式，其中前列腺包膜内切除可以保留前列腺两侧的勃起神经，但是该术式仅限于早期前列腺癌。

前列腺癌的治疗方法除了手术外，还有放疗。目前，国外的大量研究表明，放疗也可以达到根治前列腺癌的目的。国内的放疗起步较晚，但目前很多大型医院也在开展根治性前列腺癌放疗技术。初步研究的数据表明，对于早期前列腺癌，放疗也能达到根治的目的，且不良反应越来越少。因此，如果"鱼"和"熊掌"想兼得的话，可以考虑前列腺放疗。

另外，前列腺癌是雄激素依赖性肿瘤，如果把体内的雄激素剥夺，肿瘤细胞会凋亡，疾病能在一定程度上得到控制。这种治疗往往用于晚期前列腺癌或前列腺癌手术后的辅助治疗，早期前列腺癌是不主张使用的。由于剥夺了体内的雄激素，阴茎自然无法勃起。这种情况下，"鱼"和"熊掌"是不可兼得的。

目前，本例患者处于前列腺癌早期，按照肿瘤的治疗原则，首先应积极根治前列腺癌，在此基础上尽量保留性功能。鉴于此，本例患者可以选择包膜内前列腺癌根治术或根治性前列腺癌放疗。

（罗道升　东莞市人民医院；
刘贵华　中山大学附属第六医院）

55 | 前列腺癌根治术后为何还要定期复查？

问题：

我今年 78 岁，去年因前列腺癌做了根治术，手术很成功，我目前排尿正常，而且还能过性生活，复查结果示血清 PSA 也达到了根治术的标准水平，请问为何医生仍要求我定期复查？

回答：

根据问题中的描述，本例患者术后获得了良好的肿瘤控制、排尿控制及性功能保护。

临床上，前列腺癌与其他肿瘤一样，即使根治了也需要终身复查。

根据本例患者的描述，其前列腺癌应该属于早期；目前没有进行内分泌药物辅助治疗，说明病情不属于高危；根治术后还保留了性功能，也说明属于局限性前列腺癌，手术中还保留了阴茎勃起神经，故术后还能过性生活。

无论是哪个阶段的前列腺癌，患者都需要终身随访、定期复查。前列腺癌具有与其他肿瘤不一样的地方，它是一种激素依赖性肿瘤，需要依靠男性体内的雄激素来获得"营养"，如果把雄激素消除，绝大多数肿瘤细胞会因为没有激素的"营养"而凋亡，并且，前列腺癌具有很强的肿瘤变异性，它会在一定时间内转化，肿瘤细胞会经常突变，这些变异会导致前列腺癌细胞对本来有效的药物产生抵抗，从而获得进一步生长的能力。因此，患者需要终身随访、全程管理，这样才能获得良好的治疗效果。

前列腺癌手术后复查的项目很简单，主要是复查血清 PSA 水平的变化。从理论上讲，前列腺癌根治术后患者的血清 PSA

会降到很低水平，甚至检测不到。临床上把根治术后血清 PSA<
0.2 ng/ml 视为无临床意义。当 PSA>0.2 ng/ml 时，被认为出
现了生化复发。如果 PSA 水平持续升高，说明肿瘤出现了临床复
发，需要进一步评估和治疗。

（罗道升　东莞市人民医院）

56 晚期前列腺癌无法手术，意味着被判了"死刑"吗？

问题：

我今年 75 岁，上周被诊断为晚期前列腺癌，但我之前没有
任何症状，医生说现在做不了根治术，但可以进行药物治疗，请
问这意味着我被判了"死刑"吗？我该怎么办？

回答：

前列腺癌居欧美发达国家男性恶性肿瘤的第 1 位。随着我国
人民生活水平和健康意识的提高，以及检测水平的进步，前列腺
癌的发病率也在迅速升高。有研究表明，前列腺癌的发病除了与
人种有关外，还与饮食结构密切相关。据报道，前列腺癌的发生
与高热量饮食关系密切。

早期前列腺癌没有特异性的临床表现，它往往与前列腺增生的症状一样，表现为排尿困难。前列腺癌的早期发现依赖于肿瘤的早期筛查。据统计，我国前列腺癌发现时已达晚期的比例高达70%，而美国只有4%，为什么会这样呢？原因为：①我国居民的总体健康意识、体检意识不强，没有定期体检，导致很多早期前列腺癌没有被发现。②我国还没有从国家层面普及前列腺癌早期筛查的认识，而前列腺癌的早期筛查（如 PSA 测定）是可以检测出很多早期前列腺癌的。③我国城乡的差距较大，医疗水平不平衡，一些地方由于技术落后，即使有了健康体检也常检测不出肿瘤。

前列腺癌的治疗方法有很多，如手术、放疗、化疗、内分泌治疗、靶向治疗、免疫治疗等。早期前列腺癌主张采用手术根治或根治性放疗；中期前列腺癌可以联合辅助治疗，条件允许可以进行手术治疗；晚期前列腺癌主要以药物治疗为主（化疗、内分泌药物治疗等）。

目前，前列腺癌的总体疗效是很好的。前列腺癌需要依靠男性体内的雄激素来获得"营养"，如果把雄激素消除，绝大多数肿瘤细胞会因为没有激素的"营养"而凋亡。内分泌药物治疗是前列腺癌药物治疗的基本，医生根据患者病情的进展情况及时调整药物种类能很好地控制肿瘤进展，具有较高的总生存率。

虽然晚期前列腺癌患者失去了进行根治术的机会，但还有很多疗效很好的治疗方法。患者即使带瘤生存也无须害怕，药物能够有效抑制肿瘤细胞的生长，故本例患者没有被判"死刑"，但本例患者必须牢记，该病的变化较大，需要全程管理和终身随访。

（罗道升　东莞市人民医院）